健走功

【改版】

適合現代人的氣功健走，
每天30分鐘，走出好健康

湛若水——著

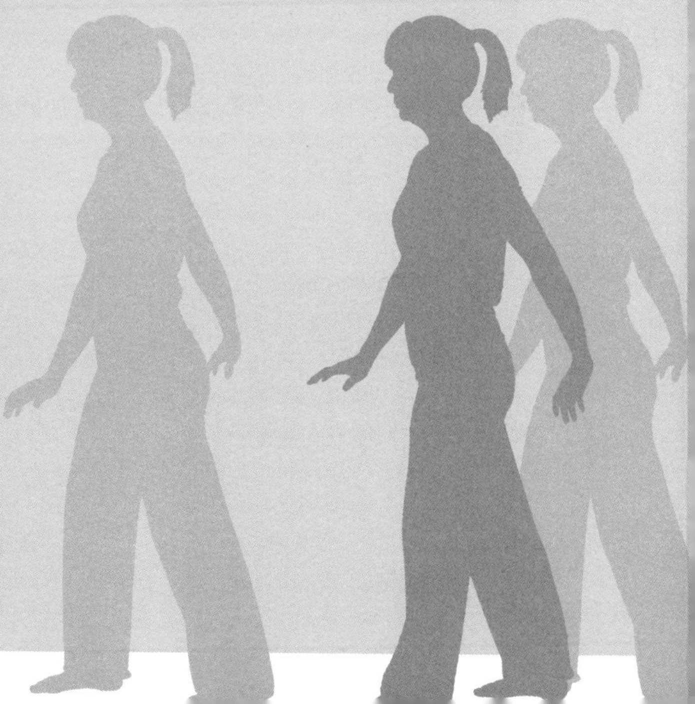

第一章

健走養生原理之探討

為什麼健走運動風行全球，成為最方便的養生方式？
這是因為人的老化從雙腳開始，鍛鍊雙腳就能找回健康。
而走路，是最簡單的方法。

第四章

開始練習健走功——準備篇 105

練習健走功之前，要對自己有信心，
做好適合自己環境與健康的練習計畫，持之以恆的去做。
此外，別忘了暖身和收功。

第五章

開始練習健走功——功法篇 131

隨時調整好姿勢，熟記功法要領，
無論走路、搭車，甚至看電視時都可以練習。
想要擁有健康的身體，唯有靠自己。

推薦序

人人都要健走功

加拿大自然醫學博士　王佑驊

經典電影《回到未來》第三集中有一幕，在西元一八八五年美國西部時代小鎮的酒吧裡，布朗博士對鎮民說：「你們知道嗎？在未來，我們不需要馬，我們有自動推進的汽車。」

鎮民覺得博士大概是喝醉了胡言亂語，笑問：「如果在未來每個人都有那個自動什麼的話，我們還會走路或跑步嗎？」

「會啊！」博士回答，「我們當然還是會跑步，但那是為了消遣，為了娛樂。」鎮民們笑個不停，對生活在一八八五年的他們而言，這是哪門子的消遣和娛樂啊？

看到電影中的這一幕，我也覺得這段對話很好笑，直到自己進到自然醫學領域，年紀稍長後，才猛然發現電影裡面講的可不是玩笑，身體健康與否是很殘酷的事實。

我們人類的身體，從原始人時代至今沒有任何改變，但是現代人生活以及處理壓力的方式，都跟過去完全不同。以往的人每天粗茶淡飯、日出而作、日落而息等等生活方式，已經離我們好遠好遠了。便利程度，成為我們生活中的優先考量，與其每天辛勤的運動，不如等生病了，找西醫，吞幾顆藥丸還來得方便許多。

古早人的生活中每天都會走很長的距離，他們當然不需要特別做運動。然而現代人每天幾乎都坐在辦公椅上，回到家可能又沉迷上網、看電視，也就是繼續坐著。要知道腿部肌肉占了人體極大的比例，「久坐，對身體而言，就好比新型態的抽菸。」美國生理學家馬克・漢彌頓教授指出：「你知道在急診時心電圖停止的樣子嗎？那就是長期久坐對你腿部肌肉做的事。」

要能夠跟古早人相比，我們每個人每天至少要走十九公里的路。早在一九五三年英國刺胳針雜誌就已經指出，站著工作的人比起坐著工作的人心臟病發作機率減少一半。這方面的研究我就不再贅述，重點是：想要健康，就得多站起來，多走路！

但是，你或許會說，每天至少要走十九公里，哪來的時間啊？

很巧的，您手上的這本湛若水老師最新著作《健走功》正是大家的解答。

在書中，湛若水老師巧妙地把氣功的概念融合到健走，可以邊走邊鍛鍊腿部肌肉，還可以同時練功，把一般大家擔心走路太多可能會傷膝蓋的問題一併解決了。

拜許多錯誤的身心靈觀念所賜，我發現許多人都希望藉《秘密》一書裡面的方法，只用腦袋想一想，就達到健康的效果。這是大錯特錯。

我本身對身心靈有深度興趣，並且研究實踐多年，我認為，我們既然有了這個身體，就應該要好好地照顧，而非視它為臭皮囊，更何況妄想什麼都不做，就希望這副軀體能夠健健康康伴隨你到老死。

身體是我們來到這個世界上最親密的夥伴，唯有身心合一，我們才能在這有限的人生中得到無限的經驗。

透過健走功，健康不只是腦袋空想而已，您可以時時養生，預防身體生病，返老回春；同時也可以刺激腦部，維持心智的清明，以及情緒的快樂與健康。這是個時時刻刻都可以實行的功法，我們不需要去昂貴的健身房，就算原地踏步練功也是有效的。我實在想不到有任何的理由不推薦這麼一個好的功法給大家。

但是，不管再好的功法，都也只是一個食譜。食譜可以寫得很厲害、很美味，但直到你真正按照食譜去烹調了，在嘴巴咀嚼後吞食下去，你才能真正體會到這食譜到底有多厲害，有多美味。

所以，希望大家除了要把這本書帶回家熟讀之外，更要好好的實行。擬定好練習計畫，記得練習前後要暖身與緩衝，然後就是有恆心的練習。如此，你就可以練功於無形，常保健康於無形了。

推薦序

腳趾抓地‧手足並行，簡單有效，深得氣功精髓！

中華民國科學氣功學會榮譽理事長 吳長新

我國傳統養生醫理，直接點明「老從腳起」，幾乎每個人都耳熟能詳，因此，「腳底按摩（大陸習稱足療）」歷經數十年而不衰，但僅靠外力的保健，終究不是根本。因為，給現世代練習的功法，必須簡單易學，融入「生活化」，才能持之以恆。

本書作者在《黃帝內經》中找到靈感，認為：年輕人所以健步如飛，是因氣在下半身；而老年人不良於行，則是氣已離開下半身。因此，必須雙腳充滿活力，才能常保青春，因而推廣健走功鍛鍊雙腳，找回健康，延緩老化。本書讀來，深入淺出，簡單易學，對我的氣功學習有很大的助益。

尤其，我們有共識的重要關鍵在於「手足並行」——腳趾抓地及手掌下按，這就真正抓到醫學氣功的精髓，令人敬佩。

三十年前瑞士籍吳神父推行腳底按摩，引起轟動，我們一同在永和國中開班授課，我依據中西醫理提出：「只按摩腳是不夠的，手足並行，效果三倍。」在生理解剖上，手與足皆屬人體的末梢，而手指頭與腳趾頭，在手足病理按摩都是頭部的反射區，所以除了可以紓解心臟的壓力，對於頭部的氣血循環，有著非常好的功效。華視出版社因此將吳若石神父原著的《腳部病理按摩》改版為《手足病理按摩》，手部介紹我，足部則是介紹吳神父。

若水先生，修練氣功三十餘年，博覽道家典籍，精研氣功基礎理論，把不深入氣功精髓無法體會的「大道至簡」、「生活化」氣功，推廣到現代忙碌數位社會的人們身上，隨時隨地都可習練，健身強種，造福群眾，能為他寫序，實為莫大榮幸！

推薦序

健走氣功化，有氣就有力

中華肌內效協會理事長 簡文仁

世界衛生組織認定健走是現代人最好的運動。健走的功能與效益也獲致了實證醫學的確認。台灣的健走運動，在飛躍的羚羊——紀政小姐和眾多愛好健康的人士全力推動之下，已經儼然成為最風行的全民運動，天天有人走，處處有人走。

我的養身法三口訣：大步走、多蔬果、少發火。大步走代表多運動，其實你也可以快步走、跨步走、散步走，只要以健康的意念來走都可以是健步走，將它融入日常生活當中，多走路，保持下肢的肌力與靈活度，不只較能維持生活的功能，更能擴大生活的空間，提高生活的品質。

湛若水老師的健走功從中醫的寶典到西醫的研究，相當周詳地敘述健走強化下肢的原理與它對健康的重要性，更結合多年練功的心得與發想研創出此功法，堪稱是健走運動的再進化。建議不只是自在地走，有時候還可以多用點心思運氣使力來走，將筋骨系統的有氧運動，提升到能量系統的氣功養生。這和我多年前生活養生法四訣中的一訣：滿面春風龍虎步，立意相通。以樂觀愉悅的心態激發正向的能量，步伐中加點勁道，指成龍爪，趾抓虎步，更能發揮健走運動的功能。

非常佩服湛老師能將健走運動論述完整，並提升到練氣養氣的境界，讓有心健走的朋友能更正確、更有效地走。

追隨紀姐健走多年，充分體會並享受到健走的好處，也擔任推廣的志工。現在有了湛老師的健走功，如果多加練習，相信更能強化健走的效果。所以很樂意推薦給正在健走或有心健走的朋友，希望大家都能健康地走，快樂地走，享受健康的生活。

推薦序

我練健走功的深刻體驗

中華科技大學財金系講師 吳家燊

和氣功結緣，是由於幾年前接觸到湛老師一系列的氣功叢書得到啟發，尤其湛老師在「氣功網」網站上熱心為讀者、網友傳道解惑，使我受惠良多，我才漸漸明白氣功的道理，練功也有明顯的進步。

湛老師在二〇一二年十二月初舉辦的年度網聚中，首度公開健走功的練功心法，此後我便將健走功當作唯一的走路方法，除了日常生活遵照健走功的心法走路外，還經常於晚餐後練習一個小時。我認為，健走功是一種最方便的運動，無論如何忙碌，每天都可利用走路的機會練功。

古人說，練功修行必須「行住坐臥不離這個」，意思是練功要融入生活，不可中斷，功夫才會進步。湛老師在前幾本著作中傳授的「養生三招」，功法中有動有靜，涵蓋了站、坐、臥，加上這套健走功是在行進中練功，等於是將練功徹底落實於日常生活。

健走功的動作雖然簡單，但初學時還是手忙腳亂，走了幾天之後才漸漸熟練。練習時，我兩手依照要領一擺，雙手就開始發脹發麻，真是神奇，原來我們的身體動作蘊含了一些未知的奧祕。持續約一個月後，腳趾抓地的方法也產生了效果，覺得能量向雙腳流動；每天一小時走下來，常覺全身熱氣蒸騰、氣血暢通，也會流鼻水、流眼淚。湛老師說：「這是在排除身體的寒氣與毒氣。」

隨後的幾個月，在練功時陸續領會了不少心得，例如練習健走樁時，雙腳要同時配合抓撓的動作（腳趾一抓一放），效果較佳；站樁時身體輕微晃動，健走時變成上下起伏律動。此外，站樁時一吸向後晃，一呼向前晃，會形成任督的循環；健走時身體前傾，四步吸，四步吐，身體鬆透，自然也會隨著身體律動形成任督的周天循環。

接著更進一步發現，練習健走功時，只要身體前傾的角度對了，而且身體夠放鬆、脊柱也夠鬆的話，脊柱會發熱，甚至吸氣時任脈由上往下一路熱下來，吐氣時則從尾椎熱向頭部。最初發現這個效應時，意念一強，背脊立即冒汗，當時正逢冬天氣溫低，手掌本來有點受凍，也不再覺得寒冷。在氣功網也有人發表心得，表示冬天練習健走功，雙手變得暖烘烘的。

此外，為了強化「用心感受足心觸地的感覺」，除了加大身體前傾的幅度健走外，我還開始運用健走功的心法站樁。有別於一般的站樁，練習健走樁可以讓四肢保有最大的氣感，因此我在練習約半年後，第一次在站健走樁時進入了氣功態。至此，我才對「行住坐臥不離這個」的道理，以及湛老師出書先後順序的深意，有了深刻的體悟。

至今練習健走功九個月了，健走時我不再關注任督循環，也不再刻意調控呼吸，我又回歸到湛老師提供的幾點基本心法，並盡量讓身體在行進間鬆透，這種感覺似乎更棒！期待不久的將來，我能夠在走路時進入氣功態，真正做到「行住坐臥不離這個」的境界。

自序

氣功健走，健康靈活

明朝醫家曹元白《保生秘要》一書中，說明了日常練功的原則與通用功法，列舉了四十六種病症的導引運動法，解說甚為詳細，做為養生參考非常實用。古代這一類的練功書，內容大都是養生、治病的技巧，在中國歷代皆有許多著述，例如陶弘景《養性延命錄》、羅洪先《衛生真訣》、周履靖《赤鳳髓》、冷謙《修齡要旨》等等。

古代醫療不發達，而且居家偏遠的人更不容易找到醫生，維護健康大部分要靠自己。早在西元前三百多年，《莊子》就說：「**吹噓呼吸，吐故納新，熊經鳥伸，為壽而已矣。**」吐故納新，就是現代的呼吸吐納；熊經鳥伸，就是現代的導引操。以前的人為了健康長壽，平日就常常練功，未病之前可以保健，已病之後可以自療。

在二十一世紀的現代，大多數的民眾都已不懂得練功健身。現代社會大小醫院林立，民眾大都把健康交給醫生，漠視自我養生的重要。但是我們知道，醫生只能控制病情，並不能帶給我們健康，要健康必須靠自己。既然如此，我們是否應該重拾古人的智慧，努力學習養生之道呢？

一部分的現代人認知運動的重要，平日不忘運動，但是，遠古的練功與現代的運動有什麼不同呢？古代練功法中常提及的「導引」以及「行氣」，兩者都指向「能量在身體裡的運作」。換句話說，古代的功法不但鍛鍊肉體，還兼鍛鍊能量，因此，古代功法對於健康的功效，無疑要比現代運動更加全面。

筆者數十年來無一日間斷練功，深深體會古代養生術的長處，但是時至現代，大多數非常優良的功法都已失傳，殊為可惜，因此花費許多心血針對古代的養生功法詳加研究，整理出一些易學的功法提供給大家練習，許多人在練習之後健康狀況都能夠大幅改善，證明我國古傳養生術效果宏大，非常值得我們學習。

練氣養氣功夫是中華文化的精髓，如何讓中華文化與現代社會大眾重新來個「第三類接觸」，這才是文化復興的實踐重點。現代人居住密集，生活忙碌，如果要大家學習「吐故納新，熊經鳥伸」那一套功法，勢必窒礙難行。給現代人練習的功法，必須簡單易學，著重於「生活即練功，練功即生活」，將練功融入平常作息，大家練功才能持之以恆，充分享受練氣養氣的益處。

但是，什麼樣的功法既簡單又生活化呢？筆者在《黃帝內經》一書中找到靈感，這部中醫的寶典認為：年輕人走路健步如飛，是因為氣在下半身；而老年人不良於行，原因是氣已離開下半身。所以俗話說：「人老腳先衰。」因此，必須雙腳充滿活力，我們才能夠保持健康年輕。

健走功極為簡單易學，而且平時走路就可練習，真正落實與生活緊密結合在一起的原則。健走功的功效就是讓身體的氣往下流動，讓我們的雙腳強健，這就是練氣健身最關鍵之處。

好的功夫一招就夠了，久練必能功深。「簡單」並不代表「缺少內涵」，簡單的動作也能包含豐富深厚的練氣原理，例如靜坐與站樁，動作非常簡單，但其中深奧的境界足以讓人一生修練。

基本上，健走功是健走運動的「改良版」，到目前為止，醫學家、運動專家針對健走運動所做的實驗及討論非常多，本書先將相關資料歸納整理，研討健走運動的優點及缺點，然後提出健走功的原理，讓讀者瞭解改良的內容，最後再進入實際練習。

年老時雙腳無力，行動不便，哪兒也去不得，是非常痛苦的事；而且雙腳開始有疾，慢性病就會逐漸出現。如果你不願意見到自己年紀大了老態龍鍾、疾病纏身，練習健走功是一項極為明智的抉擇。

湛若水．二〇一三年八月

【第一章】

健走養生原理之探討

為什麼健走運動風行全球，成為最方便的養生方式？
這是因為人的老化從雙腳開始，鍛鍊雙腳就能找回健康。
而走路，是最簡單的方法。

1

老化從雙腳開始

高齡化社會來臨後，周遭常見不良於行的老人。
你有沒有想到，有一天，你會變得跟他們一樣？

我住在台北近郊的山莊，附近有一個規模相當大的養老院，老人們大都搭乘小型公車上下山。

這路小型公車有一個特色，就是靠站的時間特別長，司機先生必須具備高度的耐心，等待老人以極緩慢的速度上下車，即使老人上了車，也要看著他完全坐定之後才敢開車，否則摔傷這些老人可不是鬧著玩的。

有些年輕人以為老人問題與他無關，可是時間飛逝，轉眼之間數十年光陰逝去，不知不覺中老人問題就會變成自己的問題。街頭所見的老人大多舉步維艱，老態龍鍾，讀者們千萬不要嫌老人家動作慢，也許你老來行動比人家更「龜速」，說不定你還是個有車階級——「輪椅族」哩。

◆老化的跡象

人體的老化是有跡可循的，比方說「肉從肚老起」、「骨從腰老起」等，而整個身體的老化是從雙腳開始。

就像一棵大樹，首先是根部出了問題，整棵樹才漸漸乾枯，所以俗話說：「葉黃根先敗，人老腳先衰。」

腳部發生病變，通常從膝關節開始。根據醫學調查，人終其一生，不論男女幾乎都會被某種程度的退化性膝關節炎所困擾，超過五十歲的人發生率為百分之二十至三十，到了七八十歲就高達七成左右。台灣年逾五十歲的中老年人，每兩人就有一人罹患輕重程度不同的退化性關節炎。

關節炎患者會感到膝蓋疼痛，無法久站，不能蹲跪，上下樓梯困難，坐久了就站不起來，早上起床時還會發生關節僵硬的現象。時日既久，關節逐漸地發生腫脹，連走路都會痛，不少人大部分的時間都待在家裡，盡量減少外出，也因此缺少運動，反而導致症狀惡化速度加快。

由於膝蓋有疾的人很多，電視上葡萄醣胺以及鈣片之類的廣告便隨之鋪天蓋地而來，我去上了年紀的朋友家拜訪時，常可見到這類藥物擺滿櫥櫃。

但是目前醫界普遍認為，沒有任何一種藥物可以治癒退化性膝關節炎，因為這些藥物都無法使嚴重磨損的膝關節軟骨完全恢復，服用葡萄醣胺、止痛藥劑等只能暫時緩解症狀而已。

從醫學觀點來看，退化性關節炎是隨著年齡增長而逐漸惡化的關節疾病，一方面因為身體老化無法產生足以維持軟骨結構的「蛋白多醣（Proteoglycan）」、「成膠質（Collagen）」來維持彈性，另一方面長期使用造成膝關節面的軟骨磨損，以及膝關節囊的潤滑液變少，使膝關節僵硬、變形、疼痛無力，漸漸出現走路跛行、上下階梯困難等症狀，嚴重者甚至寸步難行。

◆強健關節的因素在於筋

在《易筋經精義》中提到：

「原夫人體骨髓以外，皮肉以內，四肢百骸，無處非筋，幕絡全身，通行氣血。如人手之能攝，足之能履者，皆筋之挺然者也。」

意指關節全靠筋的支撐，關節之所以能夠穩固，能夠活動，皆由於筋的作用。如果把骨骼比做鐵橋，那麼筋就是撐起鐵橋的鋼索，必須保持鋼索不生鏽，才能維護鐵橋長久耐用。

中國人所說的「筋」，即是生理學上所指的韌帶。膝關節被十字韌帶、外側副韌帶、內側副韌帶等韌帶所包圍，其功能為穩定關節、運動關節，韌帶如果斷裂或拉傷，關節就易骨頭移位，也會造成退化性關節炎提早產生。但是，現代醫學較少論及韌帶的功用與強化韌帶的重要性。

中醫認為，膝蓋無力的原因在於筋的老化。因為「膝蓋為筋之府」，膝蓋關節四周被大大小小的筋包圍，筋的強弱主宰著膝蓋的強弱。筋強則骨強，筋必須有氣濡養，才能使其堅韌、有彈性，我們的膝蓋才能強健有力；筋無氣就會變硬、變緊，關節的功能便相對不靈。

「七八肝氣衰，筋不能動。」

這是《黃帝內經》中的一句話，筋不靈活，原因來自人步入中年後身體氣衰，於是筋少了氣的滋潤，逐漸失去彈性與力量，以致無法支撐及保護膝蓋，膝蓋反覆承受超過負荷的壓力，關節軟骨才會出現磨損現象。也就是說，氣衰導致筋先病，關節才產生了病變。

綜合以上中西醫的觀點，我們可以得知雙腳衰弱是身體開始老化的徵兆，不得不重視。

現代社會少子化，人老了獨自過日子的機會很大，如果老來雙腳無力，行動不便，老年生活就會變得相當痛苦。人無遠慮，必有近憂，有智慧的人就是要防患未然，每當我搭著小型公車上下山時，看到老人家吃力移動身體的畫面，我一方面心生警惕，希望自己老了可不要跟他們一樣；另一方面又思索著，是否有方法可以使上了年紀的人仍能步履輕快，行動靈活？

重視下半身的鍛鍊

關節退化使得膝蓋無力、疼痛、僵硬，甚至腫大變形，由於不舒服而更少於運動，影響全身的氣血流暢，加速身體的老化。因此，下半身的鍛鍊不可忽視。

2

雙腳提早退化的現代人

許多人一小段路也要搭車，
一、兩層樓也要搭電梯，
不運動的結果，疾病就悄悄地產生。

美國心臟病權威懷特博士（Paul D. White）說：「對生命的最大威脅，不是交通事故，而是以車代步。」

除了年紀增長會使關節退化，現代人以車代步更使退化的狀況加速。以往人們的交通大多是利用走路，所以即使到老年，雙腳大都還相當靈活；現代人出門不是開車，就是搭乘捷運、公車，上下樓則有電梯或電扶梯，用腳走路的機會越來越少，倒是我們的手一天到晚忙個不停，因此，手越來越靈巧，腳卻越來越衰弱。尤其上班族每天久坐在電腦前，回家後又習慣癱在沙發上，雙腳自然會提早退化。

◆腳部退化與身體狀況的因果關係

除了少走路外，造成腳部退化的原因有很多，但一般人的狀況多半是惡性循環。怎麼說呢？

譬如當一個人開始覺得雙腳無力時，隨後出現靜脈曲張，表示下半身血液循環變差，而且腳部的顏色逐漸變深，傷口也不容易癒合。雙腳無力的現象，不多時即往上身延伸，最後導致全身無力，動作不靈；平日則常覺得疲勞、沒胃口、睡眠不足、便秘、頭痛、胸悶胃脹、筋骨痠痛，接著更不想外出活動，腿部或甚至整個身體都會退化，這就是其中的因果關係。

此外，從事美式足球、冰上曲棍球、籃球、滑雪之類激烈運動的人士，或腳部曾遭受車禍等外力撞擊的人，有可能造成韌帶受傷、軟骨缺損，也很容易變成退化性關節炎，自然而然降低活動的頻率。

但是不運動，首先退化的就是腳部。久病臥床的人，一旦下床時，上肢都仍保有原先的肌力，但是大都無法站立、行走，必須要有很大的毅力與恆心，持續復健一段時間，才能恢復腳部的健康，然後進一步強健身體。

◆多走路、多運動是現代人的重要課題

現代的上班族工作繁重，每天坐在辦公桌前缺乏運動；此外，許多人迷上電腦遊戲，也經常久坐不動，這些生活型態都對腳部的健康極為不利，而且會增加罹患糖尿病、高血壓、心臟病等慢性疾病的風險。

兩三年前，我發現自己在上下樓梯時，腳步變得沉重，下樓時腳步重重的踩著樓梯發出巨響，家人在睡覺時常常被我吵醒。不只如此，在蹲下時也覺得困難，而且上身漸漸開始動作不靈活。我感到非常震驚，自己練了半輩子的功夫，竟然也會陷入「雙腳無力」的困境。

原本我只是對於老年人不良於行的問題相當關心，現在這個問題居然出現在自己

身上，更加速了我研究強化腳部功法的決心和行動。我翻遍了古代的練功書，潛心研讀，研創出功法之後，每天努力練習，以體驗其效果，大約過了半年的時間，我雙腳的力量便逐漸恢復，身體動作也回復靈活。

由於親身體驗腳部由弱轉強的變化，我認為雙腳退化的現象是可逆的，只要針對「腳部失去能量」的關鍵給予鍛鍊，腳部便能重獲健康。因此，我決心大力推廣這個功法，鼓勵大家多走路、多運動，延緩身體老化，找回自己的健康。

注意腳部退化的警訊

偶爾走快一點、走久一點後，腿部肌肉會痠痛好幾天；或覺得雙腳冰冷、經常抽筋，在下蹲、跳躍、上下樓梯時發生困難，那就是腳部開始退化的警訊。

3

健走是最方便的養生之道

既然你忙到沒有時間運動，那也沒有別的選擇了，多走點路吧！別小看走路，它最不容易產生運動傷害，但卻有不錯的健身效果。

每逢新年，許多人都在立定志向，信誓旦旦地規劃新的一年要如何運動、如何增進健康，但是，大多數人只有三分鐘熱度，到頭來總是虎頭蛇尾；也有許多人花錢到健身房辦了會員卡，但是運動幾次之後，總有藉口偷懶不去，能夠堅持到底的人少之又少。

有句話說：「**現在你沒有時間運動，以後就會有時間生病。**」人人都懂得這個道理，卻總是缺乏毅力及恆心。

曾聽過醫生建議：能每日運動當然最好，但對於忙碌的現代人來說並不容易，若要期待運動的效果，則每隔一日運動，每週運動三日為佳。但是這個標準大多數人仍然無法達成。

◆把握走路的機會

現代人生活緊張，像顆陀螺忙個不停，能養成規律運動習慣的人並不多。我們急需一種容易堅持的健身方式，因此，在這個匆忙多變的時代，簡單方便的健走運動廣受歡迎是必然的趨勢。

一個人除非生了病整天躺在床上，否則總得走路，雖然上班上學得走路，購物得走路，到餐廳吃飯得走路，甚至在公司裡到別的部門也得走路，但是大多數人每天走路的時間仍然不夠。因此，以走路為唯一運動的人，不妨搭車時提早一站下車走路，上樓也改走樓梯，盡量爭取走路的機會。

在生活中加入走路時間，不但能增進健康，而且在走路的路途中，你還會發現四周的美景，也許你會路過一棵正在綻放的櫻花樹、一個水光瀲灩的池塘，或者看到一隻羽毛多彩的鳥停在樹上，這些經驗都將讓你精神愉快，為生活增添許多情趣。

◆呼朋引伴快步健走

有人說：「不快步走的話就達不到充分的效果。」所以，將一般走路提升到一定速度是必須的，這也就是所謂的健走。目前公認最理想的健走速度是每分鐘一二〇步，讓心跳達到每分鐘一二〇下左右。如果覺得計算起來很麻煩，就只要記著讓自己保持微喘，但仍可交談的程度。

雖然加快速度，健走仍然是低衝擊性的運動，相當安全，加上又走得比散步快，健身效果也較好。如果能夠參加健走團體的活動，當然更為理想，健走團體通常有固定的健走時數和次數，不但可從中獲得健走的知識，能夠達到健康的標準，而且有同伴互相鼓勵，在快樂的交談中培養友誼，運動比較不容易中斷。

專家通常建議每天最好能走上一萬步，以每十分鐘走一千步計算，所需時間大約一個半鐘頭。醫生也建議最少要將健走的目標訂為三十分鐘以上，是因為步行約二十分鐘之後，身體才會逐漸升溫，脂肪也開始燃燒，發揮「有氧運動」的功用，更能達到健身、減肥的效果。

◆健走可降低慢性疾病發生率

醫學界對於健走運動大力推崇，並針對健走對於各項慢性病的影響做了許多臨床實驗，顯示健走對增進健康的效果極為廣泛。關於健走的保健功效，歸納起來有下列幾項：

一、降低罹患心臟病的風險，預防高血壓、動脈硬化。
二、促進大腦活化，預防健忘症與失智症。
三、降低血糖值，預防糖尿病。
四、降低乳癌罹患率。

五、提升骨質密度，預防骨質疏鬆。

世界上還有一些尚未開發的國家，國民的交通大部分靠走路，因而能夠保持身體健康。就像民國四、五十年代的台灣鄉下，大家都是靠著兩條腿上山下田，平時村裡的老人家走路都尚稱便捷，從未看到有人坐著輪椅，也沒有人在吃鈣片、維骨力；而且那時代的人也比較健康，很少人患有高血壓、心臟病、糖尿病等慢性疾病，可見在生活中常走路的重要性。

除了預防或改善上述病症之外，健走還能讓腦部分泌大量的β腦內啡，可以令人產生愉悅的感覺，放鬆我們的心情，有助於消除生活所帶來的壓力，並減少得到憂鬱症的機會。

醫學界樂意推薦健走運動還有一個最主要因素：健走產生運動傷害的可能性較低，而且對體能的消耗也比其他運動來得小。

清代著名養生家曹庭棟很重視「動以養生」，他在《老老恒言》一書中載有散步專論，對走路的作用和要求做了較為全面的論述；現代坊間書店裡擺滿了許多醫師、運動專家及健走人士的著作，詳述健走運動的健身原理，也有專家針對個人不同的需要，研創了不同的健走方式，以期充分發揮健走的功效，提供喜愛健走人士參考。

總之，健走是一種簡單易行、效果卓越的運動，值得人人做為養生之道。

安全性高的北歐式健走

一九九七年芬蘭發展出「北歐式健走」（Nordic Walking），採用兩手拄著類似滑雪桿手杖的健走方式，藉著健走杖可以減輕下肢的負擔，適合關節痛的患者使用；老人家使用健走杖則可降低跌倒的危險，這項發明是基於健走運動安全方面的考量，而且可以鍛鍊全身的肌肉。

4

正確的走路姿勢

我們每天都在走路，走路似乎是很簡單的一件事。
但正確的走路姿勢可以增進健康，
錯誤的走路姿勢卻會損害健康，不可不重視。

健走是全球最受歡迎的運動，我們也知道健走好處多多。也許有人會問：「我們不是每天都在走路嗎，怎麼沒有發生很明顯的效果？」、「為什麼膝蓋仍舊退化，身體也沒有變得比較健康？」

答案很簡單，這是因為走路需要講究技巧，我們必須認真改進走路的方式，才能發揮保健功效。

無論是健走運動或者是平常走路，都要注意保持正確的姿勢。正確的姿勢應該包括下列各項重點：

1身體保持正直

走路時保持身體正直，眼光向前看，切忌低頭若有所思。相書上說：「頭先過步，其心狠毒。」這種走路方式容易讓人疲勞，且由於脖子向前伸出，不但阻滯頸椎通氣，還會壓迫到胸腔空間，影響心肺功能。

2隨時收小腹

時時刻刻要記得收起小腹，挺起胸膛。許多人走路時小腹向前凸出，造成腰椎彎曲，如此腳底與路面接觸的衝擊力便全部落在腰部的肌肉上，久而久之，必然引發腰痠的症狀，而且腰椎彎曲也會造成脊椎氣血不通，對健康極為不利。

3行走時雙腳須平行向前

汽車的車輪應該保持平行，一旦車輪歪斜就該進廠「校正」，以免車輪磨損，同時也影響車行平穩。而人在走路時，雙腳要如同車輪般平行向前，如果呈內八字或外八字，不但容易感到疲勞，同時會對腳部關節造成不良影響，所以走路要注意步伐，隨時調整，以免養成錯誤的走路習慣。

4 抬起腳跨步走

拖著腳走路會給人精神委靡的觀感，不但容易踢到路面凸起物而跌倒，而且易造成腳部關節、肌肉的疲勞，因此，走路時不要懶懶地拖行，要將腳抬起，跨步而行，才能運動到腿部肌肉。

5 步伐穩定不搖晃

走路必須一步一步踏穩，向前邁進，步伐才能穩定。有人走路時身體會左右搖晃，走起來速度很慢，這種走路姿勢不但不雅觀，而且浪費體力。

正確走路的姿勢

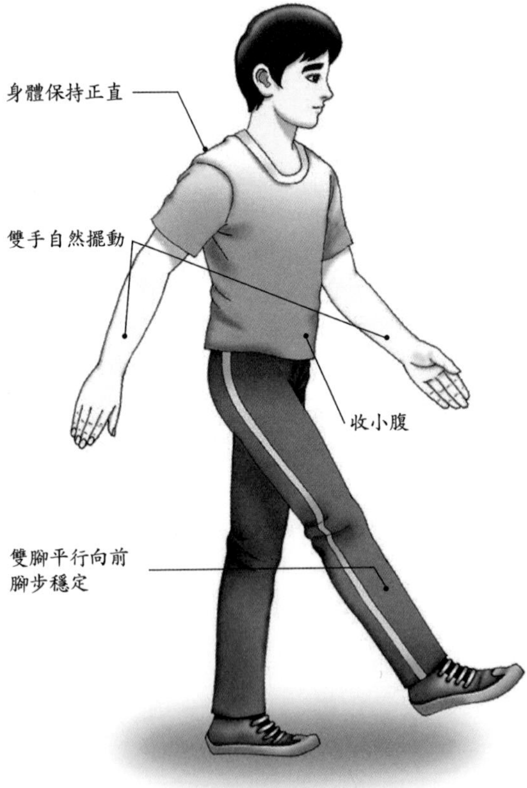

除了注意姿勢之外，**選擇一雙合穿的鞋子也很重要，尤其是鞋底的選擇**。鞋底過薄或過於厚重，或者過硬難以彎曲，都會影響健走功效，甚至無法保護腳部，壓迫到腳掌，造成運動傷害。

錯誤的走路姿勢大都是長期養成，習慣成自然，沒有人提醒常不自知。有損健康的不良姿勢，必須以堅強的毅力才能改正過來，唯有採取正確的姿勢從事健走，才能達到增進健康的效果。

健走活動全民化

台灣衛生署（現改制為衛生福利部）於二〇〇六年明訂每年十一月十一日為「全民健走日」，以鼓勵民眾加入健走運動；各城市也規劃了「健走推薦路線」，選擇清靜安全的公園或環山步道提供民眾健走。

5

健走與健走功的比較

健走功結合健走與氣功，戶外、室內皆可練習，甚為方便。

一般走路的標準步伐大小是身高減一〇〇公分的長度，健走運動則要求步距大一些，速度快一些，這是對健康人的要求。但是老年人體力已經大幅衰退，要求他們走快一點、走久一點以達到有氧標準，大部分的老年人都會覺得力不從心，而且走太快容易跌倒，十分危險。此外，膝蓋無力或關節炎患者參加健走，勢必也會發生困難。

◆達成目標有門檻

健走運動雖然不用裝備，簡單易行，但它既屬「運動」，與「走路」還是有些差別，因此，走路的人口雖多，大多數人仍無法達到健走運動所要求的標準，因而無法享受健走的好處。

健走必須選擇適合的場地，都市裡大馬路上車流多，不但危險，而且空氣汙濁，不是健走的理想地點。健走需要幾十分鐘甚至一兩個鐘頭時間，最好一路上空氣新鮮，地面也不能太過崎嶇，才能順利進行。另外，氣候也是健走必須考慮的一大因素，下雨、颳風時，進行健走運動就很不方便；寒流來襲也會打消許多人健走的意願。

健走的限制，是否有可以突破的方式呢？在保健功能上，除了西方醫學家、運動學家的相關研究，是否尚有提升的空間呢？筆者一直在思考這些問題。面對這項參與人口最多的運動，實在值得我們深入研究，以進一步加強健走的方便性與保健效果。

◆研創健走功，養氣健身

筆者練習氣功三十餘年，並長年以現代科學方法探討古傳功法的原理，多年來屢次將祖先的養生之道介紹給大家學習。此次特地從練氣的角度，針對健走運動深入研究，而研創出「健走功」，期望**在西方醫學的「有氧」功能之外，另行加入中國醫學的「有氣」功能，使健走運動除了能夠鍛鍊肌肉，也能鍛鍊能量**，讓我們的健康得到更全面的保障。

健走功的涵意是一種「能量健走」、「氣功健走」，並不強調走路的速度及步距，稍快的健走步伐也可以，平常散步的步伐也可以，甚至走路緩慢的老人或病人，也都適合練習健走功，因為走路慢並不影響健走功的效果。在接下來的篇章中，筆者將帶大家從氣功原理到動作要領，一步一步走入健走功的世界。

【第二章】

健走功的設計理念及功效

將健走運動昇華為功法，可練氣養氣。不但鍛鍊關節、還能提高免疫力、活化大腦……，應用範圍廣泛。

6

健走功可以鍛鍊雙腳關節

健走功有益無害，可以鍛鍊雙腳關節，增加能量，進而恢復雙腳活力。

關節患有病痛的人，因為一動就痛，很自然的會避免運動，甚至連走路機會都減少。但是，衰弱的關節不運動，只會繼續惡化，單靠長期服藥止痛，並不能解決病痛，對身體更是有害無益。反而是適當的運動，可以鍛鍊關節、強化關節。

◆運動強化筋肉，提升關節支撐力

關節的疾病與治療可以追溯至西元前五千多年，在伏羲之前的陰康氏就曾教導民眾鍛鍊腳部。《教坊記》這本書說：「昔陰康氏……災沴未弭，民多重腿之疾，思所以通利關節，是始製舞。」句中所說的「舞」，即屬體操之類的動作，可知先民早知運動有益關節。

運動可以鍛鍊關節軟骨，軟骨的組織類似海綿，飽含關節滑液，當關節運動時，會擠壓、放鬆軟骨組織，其中滑液就會被擠出、吸回。利用關節滑液進出流動，營養成分才能帶入軟骨組織，保持軟骨濕潤，減少軟骨磨損的機率，延緩關節退化；加上走路可以強化肌肉，肌肉強健可以改善關節活動力，也能緩解關節的疼痛和腫脹。

練習健走功時，整隻腳微微用力，可以強健腳部的肌肉，肌肉強健才能吸收膝關節撞擊的力道；而且練習時腳部通氣，使關節周圍的筋變得柔軟，關節更有彈性、更具支撐力量。因此，**健走功這種緩和的運動，是退化性關節炎患者的最佳選擇。**

◆健骨保骨的最佳良藥

腿部骨骼受過傷或動過手術的人，練習健走功有助於骨骼傷口的癒合。

> 住在新竹的許小姐因車禍造成大腿骨折，動手術利用鋼條固定，她練了健走功後，骨骼癒合的速度超乎醫師的預期。

骨頭可因經過氣的滲透而變得強壯，「斂氣入骨」即是太極拳運動養生之精髓，印度的瑜伽術也常以各種反自然的動作來強化筋骨。此外，由於腳趾用力抓地，無形中會帶動整隻腳由上到下的肌肉微微用力，如果臀部同時稍微夾緊，整個下半身的肌肉便都得到鍛鍊，肌力就不容易衰退。

更奧妙的是，在一些研究中發現，骨骼具有壓電效應（Piezoelectricity），壓電效應是一種機械能與電能互換的現象，骨骼能將壓力轉換成電能，經過反覆運動，可以提升骨骼癒合的能力，並能減緩骨質流失的速率。

醫學家認為，健走時需要承受自己的體重，是一種負重式運動，可改善下肢骨頭密度，預防骨質疏鬆，是運動保骨的最好方式。充足的能量能夠提升骨骼與肌肉的再生能力，是強健雙腳的最好藥物。

◆氣足身輕，自能健步如飛

步入中老年後，大部分的人會發覺身體越來越笨重，最主要原因就是雙腳氣虛無力，對於支撐身體重量漸感困難，故覺身體沉重，不但走一小段路就覺得累，連上下公車、上下樓梯也感覺不如以往輕便，坐著、躺著要起身時也很吃力，做任何事都覺得力不從心，體能一日比一日衰退。

在《神農本草經》這部書裡面，著者在評論每種草藥的功效時，最常見的一句話就是「久服輕身」，表示藥草的能量高，長期服用能夠讓人輕安舒適。身體輕靈與否，是中國自古以來衡量健康的一種指標，氣足則身輕，氣衰則體重，身體如同皮球一樣必須充氣，絕不能洩了氣。因此，千萬別因為不舒服而放棄運動。

如果要讓身體不退化，首先要讓腳部不退化。當我們開始覺得膝蓋關節痠痛、腳部無力時，必須及早鍛鍊和治療。練習健走功，能夠增加腳部的能量，進而恢復身體的活力，讓我們行動靈活，猶如回到年輕時光。

7

健走功可以緩和運動傷害

鍛鍊肌肉的動作很容易造成運動傷害，利用健走功，當作鍛鍊前的暖身與鍛鍊後的緩衝運動，簡單而有效，可以降低運動傷害的機率。

鍛鍊有如雙面刃，可以健身，也能傷身，端看是否採用正確的方法。

例如鍛鍊腿部肌肉的方法有很多種，最常見的就是負重深蹲，在現代健身房中，史密斯器械（Smith machine）是必備的設備，採用這種鍛鍊方式雖然成果快速，但若方法不正確，假以時日身體會浮現一些問題，如身體倦怠、關節不順等，其原因在於腳部並未獲得能量。

又如專業運動員，雖然腿部肌肉透過長期的嚴格訓練，鍛鍊得很強壯，但是因為腿部已經習慣消耗較多的能量，一旦停止練習，腿部所需的能量無法獲得充分補充，結果反而會快速退化。

◈運動亦需練氣，以獲得充分的能量

這種現象與中國武術家所說「練拳不練功，到老一場空」的道理相同，「拳」是一種外在的武術，而「功」是蓄積於內的能量，如果年輕時只有習武鍛鍊肌肉，而不練氣鍛鍊能量，到了年老氣衰時，所學的武術都會失去威力。

健走功是一種溫和的能量累積方式，運動員如果在嚴格鍛鍊之餘，能常常採用健走功做為緩衝運動，即可培養腿部的能量，並預防腳部退化。經過我在推廣健走功過程中的實驗證實，很多因為年紀大、雙腿老化而無力的人，在練習健走功一段時間之後，雙腳又逐漸恢復力量。因此，健走功也可以用來當作是一種復健運動。

此外，在幾個實際的案例中還發現，兒童的身體對健走功反應更為敏感，舉個例子來說：

一位朋友的女兒才十一歲，正在唸小五，她跟著媽媽練了幾天健走功之後，手腳便感覺有氣流動，充滿能量。

這個案例驗證了健走功的效果，而且老少咸宜，很適合全家大小一起練習。

◆健走功溫和無害

運動雖能促進健康，但有時運動過度反而有害，如果運動過後會產生持續的肌肉痠痛、胃口不好、疲倦、體重遽減等症狀，即是運動量已超過身體的負荷，長此以往，容易造成一些身體病變。

尤其老年人氣血已衰，運動過度容易造成能量消耗過多，卻無法及時回補而傷身，在選擇運動類型時更需要注意。

健走功對於腳部的鍛鍊很溫和，長期練習亦無弊害。平時較少走路或膝關節較為衰弱的人，剛開始練習的時候也許會感到有點痠痛，但是經過休息就可復原，不致造成運動傷害。而如果是有從事其他運動的人，可以放心以健走功當作暖身與結束的緩衝運動。

運動前記得要熱身

在從事較激烈的運動前，最好先做一些熱身運動，如體操、伸展、快走等，一方面讓身體的肌肉準備好能適應，另一方面也提高身體的溫度，可以避免抽筋、拉傷等，降低運動傷害的機率。

8

健走功練氣養氣，提高免疫力

中醫說：「氣血足，百病除。」唯有氣血通暢，身體的經脈及循環才能充分發揮功能，讓人健康無病。

《黃帝內經》中提到：

「陽氣者，精則養神，柔則養筋。」

健走功的主要功能在導氣下行，腳部有氣，膝關節、踝關節周圍的筋得到氣的潤養，便會變得堅韌有力；同時，氣為血之帥，氣行則血行，循環順暢才能使全身的器官得到營養。

氣如流水，既有流出，必有流入。我們練健走功導氣下行，經腳底入地，頭頂上方一定有氣進入身體，久練功深，身體採氣的功能便越來越強。中國導引術的長處，便是利用身體的動作，達到練氣的效果，讓人健康延年。

明代名醫張景岳說：「一生之活者，陽氣也。」他認為「陽強則壽，陽衰則夭」。陽氣是維持生命的元素，陽氣足則氣血通暢，百病不生，其道理即在陽氣主宰了我們免疫力的強弱。

◆氣為免疫系統之本

西方醫學認為，人體免疫系統主要是因為白血球中有吞噬細胞，吞噬細胞通常只能對抗體積較大的細菌與黴菌，抵抗病毒則須借重淋巴球的B細胞、T細胞與自然殺手細胞對病毒產生抗體。但是，免疫系統每次所產生的抗體只能對抗一種病毒，根據統計，單單感冒病毒就有一百多種，成年人每年平均患二至三次感冒，而學童每年感冒的次數則可多達十二次以上，所以人體必須辛苦地輪番作戰，才能產生對抗每一種病毒的抗體。

如果以中醫的觀點來看，人體的免疫系統是如何運作的呢？《黃帝內經》給免疫力下了一個清楚的定義：

「正氣存內，邪不可干；邪之所湊，其氣必虛。」

「正氣」指的是身體的陽氣，「邪氣」指的是令人生病的一切因素，包括四季天氣的變化、疾病的流行、情緒的波動，以及飲食的偏差等因素。所以**體內氣強，免疫力就強，令人生病的一切因素都難以侵犯**。反過來說，人會生病，都是由於氣虛免疫力弱的緣故，以致疾病乘虛而入。

其實，現代科學家已經發現，人體內有精微之氣（Subtle Energy）貯藏在細胞內，是免疫系統之本。經由科學家實驗得知，練習氣功之後，免疫功能有明顯的改善，例如白血球數、白血球吞噬功能及吞噬指數都顯著增加，提高殺死細菌、病毒的能力。

唐代道士施肩吾《西山群仙會真記》上記載：

「形為留氣之舍，氣為保形之符，欲留形住世，必先養氣。」

我們的身體是由氣在運作及保護，想要保持身體健康，養氣工夫非常重要。正當感冒流行的時候，有的人容易感冒，有的人不容易感冒，免疫力高低立判。練氣的人，一兩年不感冒者很常見，甚至有人十幾二十年不感冒；至於葛洪《抱朴子》一書中提到，多炁者「可以入大疫之中，與病人同床而不染」。修練者連瘟疫都不能影響他，可謂免疫力超強。

◆珍惜能量，養護免疫力

在日常生活中，我們可以透過珍惜自身的能量來養護免疫力，也就是養生家所說的「以不傷為原則」。人體的能量大部分來自消化系統將食物轉化而成，所以必須注重營養的攝取；此外，睡眠時人體也在補充能量，睡眠不足極損健康。因此，醫師常提醒我們：均衡的營養，充足的睡眠，加上適度運動，能夠增強免疫力。

但是現代人工作時間過長，經常造成體力透支，長期的過勞使得身體能量不足，免疫力自然降低；同時，現代人心理壓力過大，也會阻礙氣血流通而減低免疫力。

練氣養氣除了可以提升免疫力，還有意外的效果，那就是讓人看起來更年輕，故說「駐顏有術」。我們不難發現周遭的人，即使是相同的年齡，有的看起來蒼老，有的看起來年輕。尤其女性最在乎年老容衰，有位美國的女網友問我：「如何讓自己看起來年輕？」我認為，關鍵在「氣足」兩個字，氣足就有活力，皮膚有光澤，臉上沒有皺紋，看起來就會比實際年齡年輕，效果絕對勝過玻尿酸、肉毒桿菌或任何美容保養品。

◆預防勝於治療

許多朋友身體痠痛，要我幫他按摩，按摩是一種「治療」，但是，預防勝於治療。比方說，我們的肩膀、腰椎、膝關節都是很容易發病的部位，平時就要經常運動它及保養它。同樣的道理，趁身體的氣還沒有衰弱之前，就要常加鍛鍊。火苗尚在，添柴猶可復旺；僅存餘燼，想要再把火升起來就比較困難了。

練習健走功，其長處在於利用肢體的動作及意念的觀想，練氣養氣，主動培養身

體的能量，增強免疫力，建立「健康操之在我」的觀念。人人都害怕失去健康，我們應該認真學習養生之道，盡心盡力維護自己的健康。

清代醫家沈金鰲《沈氏尊生書》中有一段話這麼說：「**若身稍有絲毫不快，宜迅速運動，免致久滯積成大病。**」這是前人練功養生的重要理念，身體既然出現不適，再不運動，疾病就會跟隨而至。

現今自療自癒的意識逐漸抬頭，專家學者都呼籲，身體有病盡量不要依賴藥物，畢竟是藥三分毒，常吃藥反而會使疾病越難醫好，類固醇一類的藥物甚至還會抑制細胞粒線體的運作，減低身體的能量，帶來副作用。因此，我們平日即應經常運動，提升身體的免疫力，才能常保健康。

9

健走功有利於腦部的活化

腳部與腦之間有神經連線，
只要腳部健康，腦部神經就健康，可避免失智與憂鬱。

我們經常可以在報章雜誌及網路上看到相關的報導：走路可以促進老年人的認知功能，改善運動控制及工作記憶，維持腦神經的活力。醫學專家也透過觀察老年人的走路姿勢得知，走路變慢，變得不穩定者，很可能是阿茲海默症的先期徵兆。

◆刺激腳部能幫助腦部活化

我的鄰居楊太太，已經八十幾歲了，家裡雖然有兒孫，但是她堅持每天親自上市場買菜，除了家裡到公車站有一段距離必須走路之外，到了市場逛一圈下來也要走不少路，她看起來相當健康，而且遇到鄰居都有說有笑，顯示腦筋相當靈光。但她先生很少出門，加上愛喝酒，三年前就患了失智症，往往一出門就找不到路回家。楊家夫婦的例子或許是巧合，但在一些醫學文獻中的確記載著：走路運動可以延緩失智症。

走路可以使大腦底部掌管記憶的海馬迴增長，可以強化記憶和促進腦部健康。可見腳部的行動與腦部息息相關，走路時腳部會有大量的資訊傳達腦部，有助於腦的活化，可以預防老來失智。

失智症、阿茲海默症主要是一種源自腦部功能持續退化的疾病。大腦的重量雖僅占體重的百分之二，但卻是整個身體中消耗能量最多的部位。我們吸入體內的氧氣，約有百分之二十被大腦消耗掉，可見腦神經工作繁忙，會消耗大量的電能，因此，腦內電能不足也會引起腦部退化。

走路雖然能夠活化腦部，但是要讓失智症、阿茲海默症患者到戶外健走，照顧上勢必產生很多困難。健走功不講求速度，住在療養院的患者可以繞著園區走，或在大禮堂、大教室圍成圓圈走，既安全、好照顧，又不必考慮氣候的因素；在家的患者則可繞著客廳走，由於家中客廳面積較小，一個方向走兩三圈之後，最好向後轉，走相反方向，以免身體重心偏向一邊。

◆健走功的紓壓功效，可以改善憂鬱症狀

運動不但可以改善憂鬱症患者的健康，而且可以暫時轉移其注意力，對病情有所助益。二〇一二年十月間我曾接受肯愛基金會的訪問，該基金會是專為協助憂鬱症患者所設立的公益團體。主持人蘇禾與我談了一些氣功方面的問題，他最後問我：「有沒有適合憂鬱症患者練習的氣功？」我當場向他推薦健走功，並承諾在完成書稿出版之後，將到他們的基金會指導患者練習。

提供給憂鬱症患者的運動不能太複雜，像是球類運動、游泳、跑步都不易執行，而簡單易學的健走功則是極佳選擇。由於健走功容易產生氣感，讓患者有自我掌控感，能夠專注走路，暫時忘掉煩惱，達到紓壓的效果，對憂鬱症狀的改善自然有所幫助。

總之，健走功很適合做為醫療單位的團體活動，如果園區場地實在過於狹小，也可改成練習「原地踏步健走功」（註❶），就在原地踏步，其他要領與健走功完全相同，同樣必須腳趾抓地，雙掌下按，唯一不同的是「踏步時腿部略微抬高」。

在患者練習健走功時，帶領的人還可以在旁根據步伐及呼吸速度喊口令，例如：「一二三四，二二三四」、「我很健康，我很快樂」等等，口令內容可以自由發揮創意；或播放進行曲及其他節拍明顯、速度合宜的音樂，不但能增進患者健康，還可以活潑氣氛，培養團隊精神。

註❶：詳見本書第一五二頁「不必受限場地的原地踏步健走功」。

10

健走功應用於其他活動效果加乘

凡是與雙腳有關的任何運動，都適合以健走功做為輔助。

健走、慢跑都是常見的運動項目，如果可以搭配健走功，無論當作暖身或者緩衝，都能讓運動效果事半功倍。此外，只要是運用雙腳雙手的運動，都可以加入健走功的要領，像是佛教的經行，可以運用腳趾抓地；而練習甩手功時，更可以加入腿部的練習，手腳合一，對健康更有幫助。

◆健走＋健走功

目前，幾乎在世界各地的大城市中，都可以找到健走團體。這些團體無論成員多寡，都會定期舉辦活動，大家約定好時間集合出發，一起利用健走增進健康，享受健走的樂趣。

一般規劃在城市中進行的健走路線長短不等，但大多在三公里至六公里之間，走三公里約需五千步，以每分鐘走一百步換算，需時五十分鐘；走六公里則約需一萬步，需時一〇〇分鐘。

在健走行程中，如果覺得光是走路太單調，可以選擇一段比較平坦的路面練習健走功，時間先暫訂為二十分鐘，往後再視情況調整；或在健走路程的最後二十分鐘，改練健走功，做為緩衝運動。

健走時如果一直以相同的速度走路，腳部肌肉與腦部之間的資訊往來便會流於單調，對腦部的刺激就會隨之降低，如同在高速公路以相同的速度開車，容易打瞌睡。如果走路時讓速度出現變化，給予腦部充分的刺激，腳部與腦部之間的資訊交流會變得更加活潑。

在健走過程中加練健走功，不但可以提高健走的養生效果，而且能增加健走的樂趣，最重要的是能夠導引氣機向腳下流動，將健走時身體產生的濁氣往下排出，促進氣的新陳代謝。

運動專家建議，想要瘦身減重的人可以採用「間歇式鍛鍊」。就是在開始的時候，先以二十分鐘的高強度健走（衝刺快走）燃燒卡路里，後半段若留三十分鐘改練健走功也非常理想。

◆慢跑＋健走功

愛好慢跑的人士陣容也相當龐大，但他們常受到運動傷害之苦。據估計，美國一年中約有百分之六十五的跑者，至少會有一次以上因傷中斷練習，這是一個值得重視的問題。

建議在慢跑前後各加進五分鐘的健走功，做為暖身與緩衝，讓身體與大地連結，增強雙腳的能量，以保護腳部不受傷害。

◆甩手功＋健走功

此外，目前社會上很流行練習甩手功，不但國人在練，據說還流傳到數十個國家，蔚為風潮。甩手功的重點在鍛鍊手部，如果能夠加練健走功，則手、腳都得到鍛鍊，全身上下平衡，必定產生加倍的效果，可謂相得益彰。

◆經行＋健走功

除了運動項目，佛教的「經行」也可以搭配健走功。經行又稱「行禪」或「立禪」，是指僧侶以步行方式來修行禪定，做為禪修的輔助，並可以提振精神、促進消化。

佛教經行流傳極早，遠在宋朝即有文書記載，是在行走之中，心念要避免被自己的妄念及外界環境打擾的修行方式，必須心境清虛，注意力集中在腳步和身體的移動。如果經行時，能利用健走功的方法，必然有助於身體保健，以及修行境界的提升。

【第三章】

健走功的保健原理

在健走中加入腳趾抓地與手掌提按的動作，
讓氣流轉，能量充沛於全身，身體自然健康。
這些動作的原理，來自古老的智慧結晶。

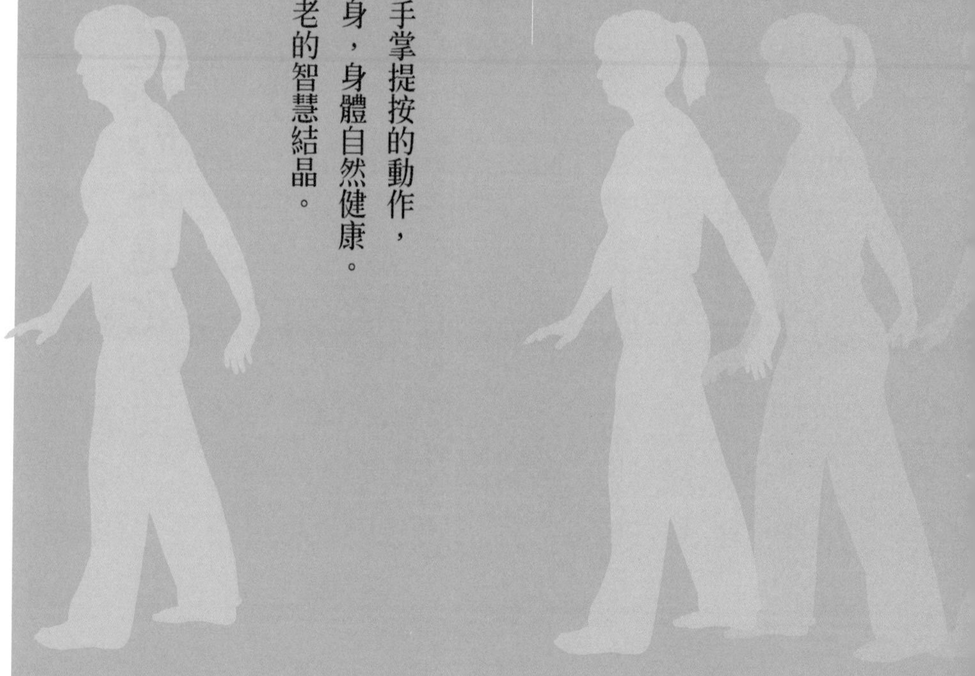

11

「健走功」是「健走運動」的再進化

健走運動是古今最理想的全民運動，
唯有改良健走的方法，才能得到更好的運動效果。

健走是舉世公認經濟、安全又方便的運動方式，亦是各國公共醫療單位與醫生的推薦首選，沒有任何一項運動的優點可以勝過健走。

因此，如果我們想要為社會大眾推薦更好的運動，最好的方法就是改良健走，第一要提高它的普遍性，讓人人都能學習；第二要提高它的效果，使促進健康的功能更有效率。

一般認為，必須提升健走的強度，才能加強健走的保健效果，但是許多人已經無法達到健走要求的基本強度，更何況加強。所以想要改良健走運動，不能朝著「增加強度」的方向設計，而必須朝著「增加能量」的方向構想。

健走時肢體運用的重點是雙腳，因此，健走功的關鍵即在改良雙腳走路的方法；健走另一重點是雙手的擺動，我們也要改良雙手擺動的方法；而健走時身體姿勢的優劣也會產生影響，走路的姿勢也必須加以調整；此外，健走時意念的運用及呼吸的調控常被忽略，健走功則加進調心、調息的方法。綜合以上各項改善，健走功可說是健走運動的進化版。

基於上述，我們提供的「健走功」，功法內容包括雙腳腳趾抓地、雙手手掌下按、走路身體前傾、意念運用、呼吸調控等要領。以下我們就針對每項要領分別說明其設計原理及運動方法，實際練習時才能得心應手。

健走功功法重點

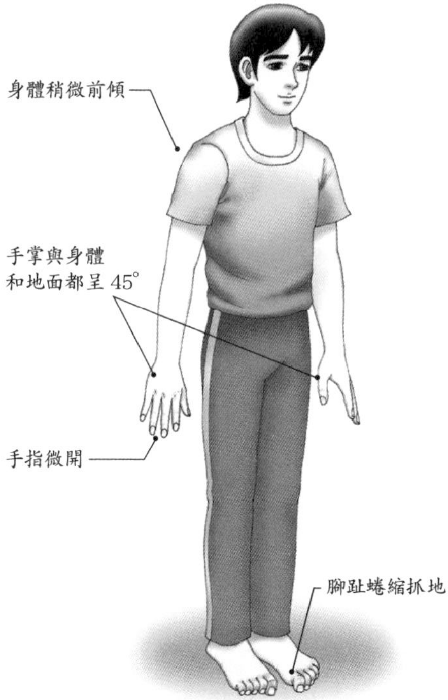

12

讓「氣」重返年輕的狀態，需先養腳

年輕人與老年人的體能有天壤之別，
最大的關鍵在於年輕人「其氣在下」，而老年人「其氣在上」。

籃球場上一群年輕人正在鬥牛，他們忽而快速移動運球前進，忽而一躍而起出手投籃，連續打上一兩個鐘頭都沒有人喊累；而籃球場外，馬路邊公車站正在上車的老人家，踩上公車踏板都費盡力氣，動作緩慢。兩相對照，為什麼差別那麼大？原因很明白：年輕人雙腳強健有力，而老人家雙腳衰弱無力。

◆鍛鍊腳部，預防腳部退化

但是，人從雙腳有力到無力之間，到底發生了什麼變化？這種變化其實是「退化」

的過程。而健走功的產生就是根據這樣簡單的邏輯：找出雙腳退化的原因，利用特定的方法加以鍛鍊，預防其退化；或將退化的雙腳還原成原先有力的狀態，就能真正的解決問題。現代醫學認為，雙腳的退化是不可逆的，但是**我們提出相反的意見，雙腳無力是可逆的，經過鍛鍊之後，雙腳可以由衰弱回復強健**。

首先，我們必須瞭解雙腳退化的基本原理，才能對症下藥，提出解決的方法。《黃帝內經・靈樞篇》對於人的一生雙腳變化有段很生動的描述：

「人生十歲，五藏始定，血氣已通，其氣在下，故好走；二十歲，血氣始盛，肌肉方長，故好趨；三十歲，五藏大定，肌肉堅固，血脈盛滿，故好步；四十歲，五藏六府，十二經脈，皆大盛以平定，腠理始疏，榮華頹落，髮頗斑白，平盛不搖，故好坐。」

在這段話裡面，我們可以觀察到雙腳由健康到退化的過程。「十歲好走」，這個「走」就是跑的意思，是形容小孩跳躍奔跑的樣子；而「二十歲好趨」是形容青年人走路輕快的樣子；「三十歲好步」則形容成年人走路穩健的樣子；但「四十歲好坐」就很明白顯示雙腳開始無力，因為《黃帝內經》認為：「人到四十，陽氣不足，損與日至。」人到中年腳部陽氣漸衰，體能開始走下坡，走路常常覺得累，故喜歡坐下來休息。

至於四十歲之後呢？身體的氣繼續上升，體能也就每況愈下，《黃帝內經》則記載著：「**六十歲，心氣始衰，苦化悲，血氣懈惰，故好臥。**」人到了六十歲，氣已浮升至心臟附近，氣血衰弱造成全身軟弱，連坐著也嫌累，只有躺著才感覺舒服。

◆養生先養腳

《黃帝內經》這段話不但描繪了不同年齡層走路的狀態，而且還點出雙腳強弱的原理，那就是「其氣在下」四個字。十歲的小孩走路所以能夠跳躍奔跑，關鍵即在雙腳有氣，能量取之不盡，用之不竭；隨著年歲漸長，雙腳的氣逐漸上升、減弱，因而導致腳部退化。

醫學統計，五十歲以後膝關節發生問題的人逐漸多了起來，可見雙腳的氣已經上升到膝蓋以上，膝蓋缺少了氣的保護，關節便開始磨損；此後隨著年齡的增加，雙腳的情況就逐年衰弱，終至變得不良於行，老態龍鍾。

老人家之所以走路困難，即因雙腳無氣之故，現代人因為少走路，雙腳退化現象有年輕化的趨勢。想要解決雙腳無力的問題，最根本的辦法就是讓我們的腳像年輕人一樣，回復到「其氣在下」的狀態。雙腳有氣，全身自然有氣，俗話說「養生先養腳」，其道理在此。

13

強化全身氣血循環，必須鍛鍊雙腳

氣順則平，氣逆則病，高血壓、心臟病、糖尿病等慢性病，都是在雙腳無力之後出現的，練習健走功能夠暢通雙腳氣血，促進全身循環。

「陽者，衛外為固也。」

在《黃帝內經》中所提到的這句話，意指人體有抵禦外侮、保衛自身的能力，這種能力靠的就是陽氣。

陽氣是人體物質代謝和生理功能的原動力，人體血液、津液在體內的循環，都需要陽氣的氣化與推動。

中醫的概念是人的五臟六腑、皮毛經絡、筋骨皮肉，只要哪一個部位陽氣不能到達，病邪就會乘虛而入，令人生病。

◆練功先練下盤，氣便能滲透全身

「人從腳老起」這句話意思是，我們身體最先失去陽氣的部位是雙腳。孩童和青年雙腳的細胞功能佳，吸收力強，可以吸取陽氣，將陽氣留在腳上，這就是《黃帝內經》所說的「其氣在下」；到了中老年，雙腳的細胞開始退化，吸收能力減弱，雙腳的陽氣便逐漸減失。陽氣隨著年歲的增加而繼續升浮，身體缺少陽氣的部位越來越多，健康便逐漸惡化。

今年十六歲，正在唸高中的嵐天問我：「前天打完球，坐在旁邊靜坐休息，不到一分鐘，原本很瘦的腳熱氣流動，之後慢慢流往全身，我坐了二十分鐘，全身感到很暖很熱，為什麼？」

我的回答是：「十幾歲的年輕人，氣還在下盤未退，加上剛打完球，腳部氣血暢通，所以一靜下來會感覺氣在腳部流動。」

嵐天小弟這個問題當中還有一個非常值得觀察的重點，那就是——原本很瘦的腳熱氣流動，之後慢慢流往全身。

這句話可以佐證一個原理：為什麼練功要先練下盤？因為氣清輕而上浮，只要下盤有氣，氣就會沿著氣脈上升而滲透全身，讓全身有氣。

◆保持下半身肌力是健康關鍵

以現代生理學的角度觀察腳部的能量變化：人體有近五百條與運動有關的骨骼肌，約有百分之七十的肌肉量集中在下半身，但是年過四十之後，下半身肌力每年逐步衰退，到了六十多歲上半身仍有二十多歲時七成左右的能力，但下半身腿力卻只剩下約四成，這就是人老時腳部先退化的結果。

中年以後，我們臀部的肌肉開始萎縮、下垂，原先豐腴的大腿越來越消瘦，下半身越來越單薄，腳部逐漸變得軟弱無力。腳部必須承受我們體重的壓力，由於經常處於超過負荷的狀態，腳部的病症也就逐漸出現。

下半身肌肉一旦開始退化，就會出現體力變差、容易疲倦等症狀，隨之而來的是高血壓、心臟病、糖尿病、肥胖症、高血脂症、痛風、中風、癌症等慢性病，而且會常覺得下背疼痛，甚至開始彎腰駝背。

腿力變差，無法有效支撐身體重量，也是老年人容易跌倒的重要原因；同時，老年人骨質疏鬆，跌倒很容易摔斷骨頭。

◆腳部氣虛造成全身衰弱

清代醫學家周學海在其所著《讀醫隨筆》中提出一個觀念：「氣虛不足以推血，則血必有瘀。」

人體的各部位，以腳部離心臟最遠，老年人由於氣虛，心臟推動血液的力道減弱，無法將血液充足的送往腳部，腳部也無力將血液送回心臟，於是末梢血管容易發生阻塞，下半身肌肉和微血管的數量都會減少。腳部血液量一變少，下半身就跟著變冷，大腸、前列腺等腰部以下的器官也會逐漸產生病變。

陽氣不足，不能溫煦人體，造成人體末梢血流不暢，最明顯的症狀就是容易手腳冰冷。中醫稱手腳冰冷為「四逆」，「四」指的是四肢末端，「逆」表示氣血無法順利到達而受阻，這種情況即因手腳血液循環不良而導致四肢寒冷。

中醫的觀點是「百病皆因氣逆」，人體的氣下行為順，上行為逆，氣順則安，氣逆則病。除了器官上火會造成氣逆之外，中老年人氣虛上浮，上實下虛，氣逆的相關病症也會陸續出現：肺氣逆則見哮喘、咳嗽；胃氣逆則見胃脘脹痛、胃食道逆流；肝氣逆則頭痛眩暈、耳聾不聽。

清代醫家吳謙的《醫宗金鑑》中提到：「心腹脅下痞滿硬痛，三焦升降之氣阻隔難通。」許多人患有胸腹悶痛的毛病，部分原因也是氣逆所造成。

下肢逐漸衰弱的人，吞嚥能力也隨之減弱，吃喝常常會嗆到；輪椅坐久之後，吞嚥困難的情形更加明顯，這也是氣逆造成的現象。因此，**養生的第一步驟就是導氣下**

行，將氣留在腳部，只要雙腳氣足，不但讓人行動輕靈，而且健康少病。這也是我之所以提倡健走功的主要原因。

練氣為身體強健之本

四肢血液循環不佳、手腳冰冷，甚至哮喘、胃食道逆流等症狀，都與人體氣的流動不佳有關，因此，練習健走功，練氣養氣，增加能量，自然身強體健。

14

刺激腦部活絡神經，從運動腳趾開始

腳趾抓地原是人類走路的本能，但自從習慣穿鞋之後，這個本能就逐漸退化了。

我小時候住在偏遠的花蓮鄉下，那時鄉下人普遍貧窮，我直到進小學還沒穿過鞋，唯一的交通工具就是光赤的雙腳，從家裡到學校必須翻過一座山，路程一個多鐘頭。詩云「春雨滑如油」，每逢下雨，山路又陡又滑，但當時卻很少有人跌倒，我們跨出的每一步都將腳牢牢的「釘」在地上，靠的就是「腳趾抓地」這一招。

◆鍛鍊腳趾的重要性

俗話說「十指連心」，同理也可以說「十趾連心」，距離身體最遠的神經末梢都特別敏感，因為這些部位都是氣的入口。我們的頭髮、手指、腳趾都有漩渦，即是自胎兒時期開始，氣由這些部位旋轉進入的證明。

腳趾也會生病，包括腳趾痛、腳趾抽筋、腳趾腫脹、腳趾麻痺、腳趾外翻等，這些現象通常與身體的健康狀況有關，一旦發生這些症狀，應該就醫查明原因加以治療，平常則應多多運動腳趾，以維護健康。

瑜伽有一種鍛鍊腳趾的方法，用來增進身體健康。瑜伽學者認為，鍛鍊腳趾會產生一股力量從腳底而來，一路竄升到腳內側，再沿著骨盤到脊椎，一直到頭頂，感覺力量是來自地底，是往上提升的，就像老樹向地下吸取養分，再順著樹幹往上輸送到樹枝和葉子一樣。

腳趾多活動，可以刺激腦部、活絡神經。對於冬天手腳容易冰冷的人來說，更需多做手指和腳趾的運動，新鮮血液才能流到末梢，讓手腳溫暖，靜脈血液也比較能夠順利回流，使循環順暢。近年來，在體操中也開始有訓練腳趾的動作，像是二〇〇八年北京中小學校推行一種「眼睛保健操」，就是教小朋友用腳趾抓地的方式走路，藉以疏通經絡，達到預防近視的作用。

◆找回赤腳走路的感覺

德國人設計了一種大頭鞋「勃肯鞋（Birken）」，穿這種鞋走路笨重，鞋底又硬，但是它能讓人養成腳趾抓地的習慣。根據德國人的研究發現，走路時多用腳趾抓地的方式，可以刺激腦神經，讓我們的腦部活化。至於現代流行的氣墊鞋，由於鞋底太軟，腳趾抓地的功能就會慢慢被忽略掉。不過，有些人患有足底筋膜炎，只能穿氣墊鞋，勉強也可以練習腳趾抓地，效果卻差了一些。

腳趾抓地是動物行走時的本能，由於力氣貫注腳趾，這個動作能夠讓動物雙腳強健，奔跑如飛。武術家、養生家站樁時，也會要求腳趾有節奏地抓地、放鬆，這個動作稱為「抓撓」，可以運動足心，足心也會隨之一鬆一緊。中國古代武術有一種「虎爪功」，也要求必須「扣腳趾」，模仿虎豹騰躍之勢。人類在赤腳時代，由於時時刻刻腳趾抓地以防跌倒，雙腳本來是很強健的，習慣穿鞋之後，腳趾的功能就退步了。

如果能夠找塊草皮，打赤腳在草皮上腳趾抓地走一走，不但導氣下行效果佳，能夠釋放身體累積的靜電，還可以安定神經、改善失眠，相當有益健康。看電視的時候，也可以將一塊毛巾放在地上，練習用腳趾去夾毛巾，讓腳趾做健康操。還有一種模仿猜拳的腳趾遊戲，將所有腳趾都緊緊地抓扣住是「石頭」，把腳拇趾向上翹起是「剪刀」，把五根腳趾全都打開是「布」，常玩這個遊戲也能運動腳趾。

綜合上述，鍛鍊腳趾不但能夠強化腳部，而且可以疏通全身經絡，讓身體獲得能量。現代人想要獲得健康，先從足下鍛鍊起是根本的辦法。

小朋友元陽未退、經脈暢通，無論練習何種功夫，進步都比成人快得多。如果想要促進國民健康，從小朋友做起收效最佳。現代小朋友不但功課重，且多數沉迷電視或電玩遊戲，導致健康品質下降。學校裡平日晨間所做的健康操效果有限，我們的教育單位應該評選一套宏效功法給小朋友運動，讓國家幼苗長得健康強壯。

15

雙腳氣足，可以使能量送達全身

古書有云：「行住坐臥，常須搖動腳趾，此名常令氣得下流。」可見中國的老祖宗早就知道運動腳趾可以養生。

《老子》說：「深根固柢，長生久視之道。」

這句話是說樹根生機旺，整棵樹就長得茂盛；人的腳就像樹的根一樣，雙腳強健，就能健康長壽。

但是，到底什麼是人的根呢？究竟是什麼東西讓我們能夠「深根固柢」呢？答案就是「氣」。

尹真人《證道仙經》說：「人生如無根之樹，全憑氣息以為根株。」氣就是生命的根。《莊子》也提到古之真人，其息深深，同樣指出利用呼吸將能量送達身體的深層，是為根本的養生之道。

◆讓氣回歸足下

「上實下虛」一詞源出《黃帝內經》，即是邪氣實於上，正氣虛於下之證，出現腰膝痠軟無力、疲勞、脅痛、頭眩、頭痛、目赤、煩躁及肝陽上亢等症狀，《素問・三部九候論篇》：「**調其氣之虛實，實則瀉之，虛則補之。**」因此，想要獲得健康，就是要讓正氣回歸足下。

中醫認為，在臨床上所有最難治的疾病，幾乎都屬於上實下虛，就是腳的經絡足三陽、足三陰都沒有能量。治療上實下虛是不容易的，要達到「瀉上之實，補下之虛」的目標相當困難，因為上實下虛基本上是人體老化的一種現象，治療上實下虛就是一種抗老化的過程。易言之，用醫療的手段很難讓我們老化的腳部重獲能量。

完成於西元前三八〇年的《行氣玉佩銘》中就提到：「**行氣，深則蓄，蓄則伸，伸則下，下則定，定則固。**」遠古時代的祖先早已知道，想把氣留在身體裡面，就必須向下行氣，因為「深才能蓄」。《大威儀先生玄素真人要用氣訣》說得更直接：「行住坐臥，常須搖動腳趾，此名常令氣得下流。」常常運動腳趾能夠導引氣向下流動，是練氣的重要訣竅。

宋代曾慥編撰的《道樞》有一句話，「使其心常存於下丹田，久之神氣自住，諸疾不生。」指出鍛鍊丹田的重要。但即使不懂得鍛鍊丹田的人，只要常用腳趾抓地的方法走路，同樣可以將氣引導進入下半身，產生「久之神氣自住，諸疾不生」的效果。

網友AT的經驗是典型的例子，他說：「我原先氣都會擠在頭部，有時是在百會，有時是在印堂、山根附近，感覺不太舒服。但是練了健走功之後，頭部積氣的現象減輕很多，感覺氣在腳部，非常明顯。」

◆氣可養生治病

中國人常說「力氣」兩個字，因為有氣才有力，氣是身體運作的能量；反過來說，當你的意念想要身體某個部位用力時，氣必定會往該部位集中，才能使出力量。從現代生理學家的角度觀之，身體在運動時，細胞中用來發電的粒線體會顯著增加，以供應更多的能量給身體使用。

這樣的觀點在古籍中俯拾皆是，南朝道士陶弘景《養性延命錄》說：「凡行氣欲除百病，隨所在作念之，頭痛念頭，足痛念足，和氣往攻之，從時至時，便自消矣。」用意念導氣前往患處，氣就可以治病。葛洪《抱朴子》中也寫著：「善行氣者，內以養生，外以卻惡。」勤練健走功，就能做到行氣的效果。

當我們全身放鬆，只有腳趾用力抓地的時候，身上的氣會往腳趾流動，這就是利用肢體動作導引行氣。由於氣順著雙腳流向腳趾，腳部細胞不斷接受能量的滲透薰染，雙腳因此獲得能量，就會變得越來越強健。其道理如同常練啞鈴的人，由於手臂常受鍛鍊，手臂的肌肉就會變得強壯一樣。

練習健走功時，流向腳部的氣，其性質即是一種微電流，微電流有促進再生的作用。美國羅伯特（Robert O. Becker, M.D.）醫師在其著作《生物體電學：電磁理論與生命基礎（*The Body Electric – Electromagnetism and the Foundation of Life*）》中，對於生物體受到微量電流刺激後，有助於提升細胞的再生能力，並可增進骨骼吸收鈣離子的機制，做了詳細的說明，從現代科學角度研究的成果，與「氣」的原理不謀而合。

練習健走功時，由於要求身體略微前傾，身體的重心落在整隻腳掌，這時腳心下壓，使得腳心發熱、活化，能夠導引身體的氣由上而下順向流動，因此，身體的壓力

腳趾抓地，導氣下行

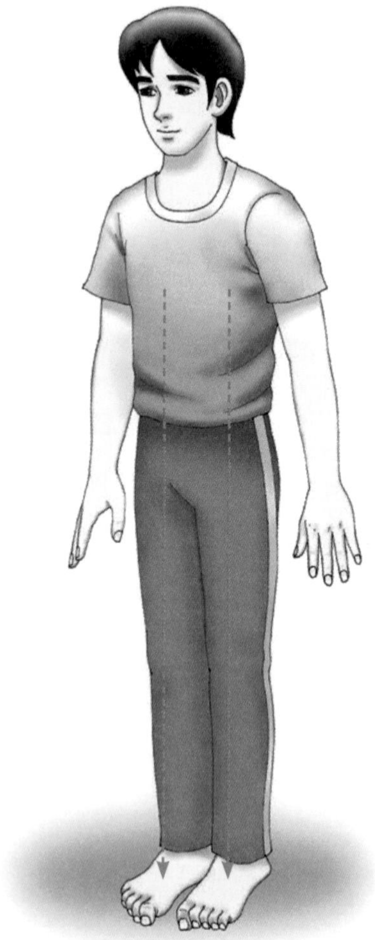

也不會滯留在腰椎、骨盆、膝蓋、小腿等部位，造成不明原因的痠痛，這就是健走功的精髓所在。

平民保健法——熱水泡腳

中醫認為：「人之衰老始於足，足血盈，則身心健。」年紀大了，心臟動力逐漸減退，無法將血液充足的送往腳部，以致腳部冰冷，而腳趾抓地能導引氣血進入腳部，使腳部變暖，下半身也會變得比較不怕冷。中國俗話說：「富人吃藥，窮人燙腳。」即因熱水泡腳能夠使腳部溫暖，活絡腳部氣血，是一種很好的保健方法。

16

讓身體能量自然流動，要勤練養成習慣

腳趾抓地動作簡單，只要勤練養成習慣，在生活中自然而然就可產生能量。

古往今來，大多數的練功心法都認為：身體的中線，是由頭頂的百會穴到腳底的湧泉穴。但是根據筆者練功的實際體驗，身體的中線應該是頭頂正中的靈台與腳底中心的腳心這條連線，天地能量的運行只會走直線，而不會走斜線。《莊子》有云：「真人之息以踵。」身體能量的流動，確是經由頂門與腳心進出。

◆讓氣的能量自然產生

如果常常利用腳趾的運動，導引身體能量往下流動，大腦便會受到刺激，腦細胞之間相互連接的突觸也會不斷增加，使腦部年輕化，並在腦中產生記憶，使得氣往下行成為慣性。

身體的氣往下流動，並有助於體內的濁氣向下排出。筆者認為，經由腳底排出的濁氣是一種「壞能量」，這些壞能量包括自由基、毒氣、邪氣、寒氣，以及久滯不消的電場等等。

人體中線圖

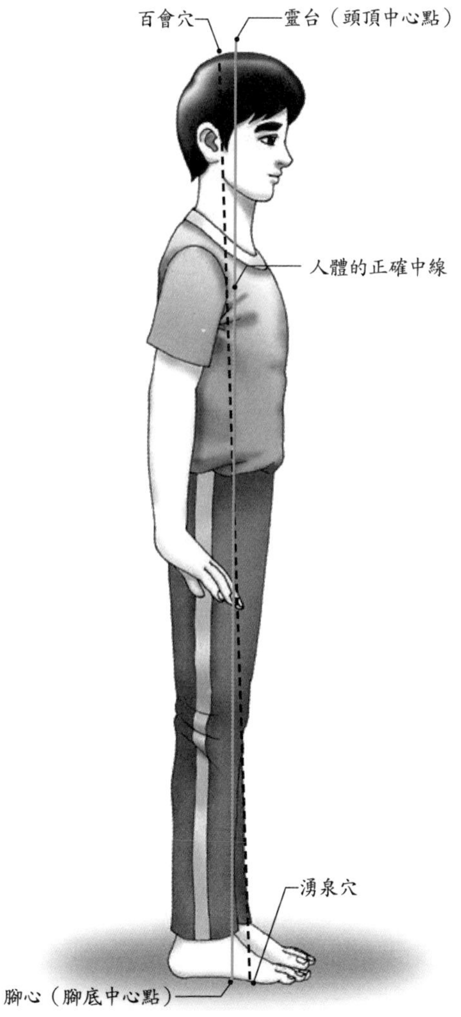
百會穴
靈台（頭頂中心點）
人體的正確中線
湧泉穴
腳心（腳底中心點）

《管子》說：「掃除不潔，神乃留處。」意思就是經常排濁納清，保持身體及臟腑乾淨，精神才會充滿。此外，導氣下行能夠避免身體氣逆現象，提升健康品質，讓人輕安舒適。

◆專心一意，意到氣到

根據腳底按摩的理論，腳趾上有與腦部相對應的反射點，尤其腳拇趾與腦幹、前額葉、腦下垂體、小腦相關，經常運動腳趾，可以讓腦部細胞變得更加健康。腳趾運動能夠刺激腦部，是因為我們的意念使得兩者之間產生了連繫，古代修道家稱為「意到氣到」。

關於意到氣到的原理，也有運用於現代醫學上的實例。幾年前，我曾在電視報導中看見北京一位復健科醫生教導癱瘓病人，在復健時將意志專注於患處，結果復健的效果良好，這個方法即是運用念力將能量導向患處治病。

但是，意到氣到所帶來的能量，經過使用之後，它是會消耗的。就如武術家所說的：「練就有，不練就沒有。」所以腳趾抓地要持之以恆，養成習慣。

腳底按摩按出健康

腳底按摩的原理為按摩腳底各反射區，當相對應的器官有異常時，該區域會產生疼痛，透過推拿按摩，刺激反射區，加強血液循環與新陳代謝，使器官漸漸恢復健康。平日也可以自己按摩腳底，促進健康。

17 為提升保健效果，加入手部動作

腳趾抓地必須配合手掌提按動作，
上下平衡，讓身體所有的末梢神經都得到鍛鍊。

古代武林中人不乏手玩鐵膽的英豪，富家員外愛玩鐵膽者更比比皆是，傳說乾隆皇帝晚年就喜歡拿兩顆玉球在手上把玩。其實玩鐵膽是一種養生方式，把玩時透過手指的動作，可以運動神經末梢，達到活絡氣血、增進健康的功效。

◆手腳並用，全身氣血暢通

手指和腳趾是陽經與陰經交會的部位，健走功的重點是腳趾抓地，鍛鍊腳部的神經末梢，如果能夠加上鍛鍊手部神經末梢的功法，就能疏通手足經絡，上下平衡，全身氣血暢通，使保健效果大為提升。

基本上，健走功是由「提按式行走樁」變化而來。站樁分為技擊樁及養生樁兩類。技擊樁是武術樁功，在此略過不談；養生樁以站式為主，但也有坐式、臥式、半伏式、行走式等樁法，其中有種樁法叫做「提按式行走樁」，走路時雙手掌心下按與手腕呈九十度（如圖一所示），這種樁法偏重在鍛鍊手掌磁場，對於鍛鍊腳部並無特殊動作。

圖一：提按式行走樁

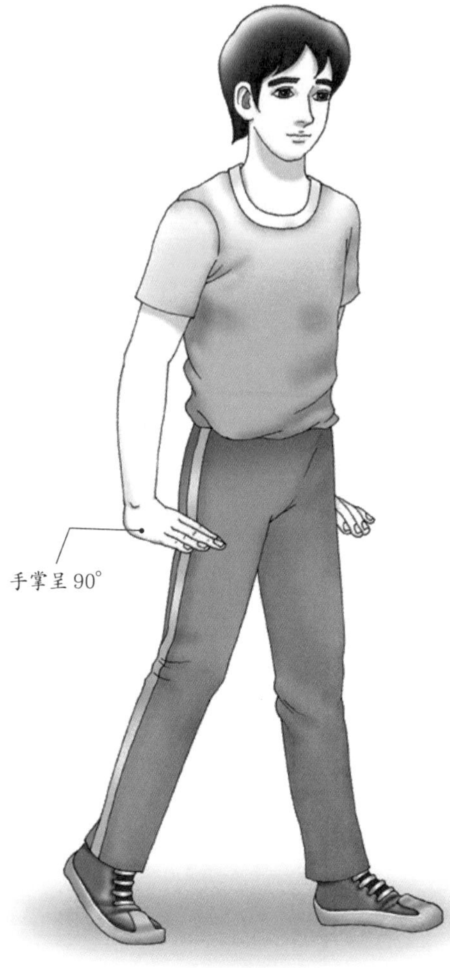

「健走功」的發想，是借用提按式行走樁的功架，加進腳趾抓地的動作，並將手部動作稍做更改。掌心下按與手腕由九十度減半為四十五度，換句話說，手掌與地面呈四十五度；本來提按式行走樁的掌背是朝著前方的，現在則將手掌的外緣（小指方向）朝向大腿靠攏四十五度，兩隻手掌拇指靠近大腿，而小指向外張開，手掌與大腿呈四十五度，同時十隻手指要稍微用點力氣伸直，手指與手指之間微微分開、掌心微微用力下按（如圖二所示）。

老實說，這個姿勢走起來有點像企鵝，不過只是手部多了些動作，其他姿勢與平時走路無異，旁

圖二：健走功手掌位置示意圖

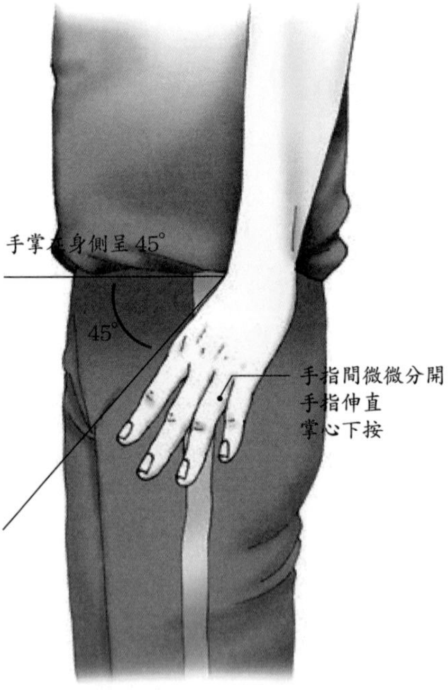

人看了應該還不致覺得太怪異。

我們平常走路時，手部的姿勢是自然下垂，掌心朝向大腿，雙手前後擺動；但是練習健走功時，手掌與大腿呈四十五度，這時掌背迎風，雙手在前後擺動時，掌背的肌膚會感受到風切的力量，無形中手掌穴道會受到風的按摩，對健康相當有益。

◆五心齊動，道家訣法

提按式樁功雙掌下按有什麼用意呢？

雙掌下按，掌心的磁性會與地磁互相感應而產生吸力，古代武術家常利用這個方法來練習雙手的勁道。你可以做一個實驗，打開雙掌下按，然後雙掌緩緩上升，就可以感到地磁的吸力。掌心與地面平行提按，吸力過強；健走功的設計，掌心與地面呈四十五度，可將手掌與地磁的吸力減少一半，與腳趾抓地的吸力取得平衡。

由於健走功要求走路時整個腳掌著地，身體略微前傾，使體重落在整隻腳掌上，這個動作造成腳心下壓，久練腳心就會「得氣」，而手掌下按的動作也會讓掌心「得氣」。如果同時能夠收下巴，豎直頸椎，頭往上頂，好像天上有條繩子拉著你的頭髮，這時你的頭頂也會「得氣」。

雙手手心、雙腳腳心及頭頂中心一起得氣叫做「五心齊動」。全身的神經末梢都得到鍛鍊，並互相呼應，使全身的氣融合成為一個整體，能夠強化氣血循環及經脈之通達。

住在新竹的淑平小姐說：「晚飯後帶著女兒散步，一面練習健走功。我穿著短袖上衣，手臂被風吹得冷冰冰的，但勞宮穴卻有暖暖的氣，圓圓的一團在手心位置，風越大，感覺越明顯。」

在雲林科技大學任教的Jason說：「練了健走功之後，整天全身暖呼呼，下背薦骨一帶熱烘烘，呼吸之間也感覺丹田和四肢末梢有了連繫，好像手掌、腳底能夠與呼吸互相呼應，感覺好棒！」

我在研創健走功的過程中，曾多方閱讀相關資料做為參考，發現韓國腦科學研究院院長、丹學中心創辦者李承憲所提倡的「長生步法」也鼓勵腳趾抓地，但是長生步法的重點在「按壓湧泉穴」，用意識觀想頭頂百會穴到腳底湧泉穴的一條虛擬通路，目的在於恢復腳部的能量。

我認為，李院長提供的觀想法比較適合練過氣功的人，一般人不易運用，而且對於精神不集中的人效果較不明顯。健走功的原理，則是利用腳部的運動神經與腦部直接連線，不需專心觀想腳底，更為易學易練。

何謂五心？

古代道家稱五心為「五神」，南朝道士陶弘景《真誥》說：「五神者，謂兩手、兩足、頭是也。」鍛鍊五神也是道家修練的方法之一。

【第四章】

開始練習健走功——準備篇

練習健走功之前，要對自己有信心，
做好適合自己環境與健康的練習計畫，持之以恆的去做。
此外，別忘了暖身和收功。

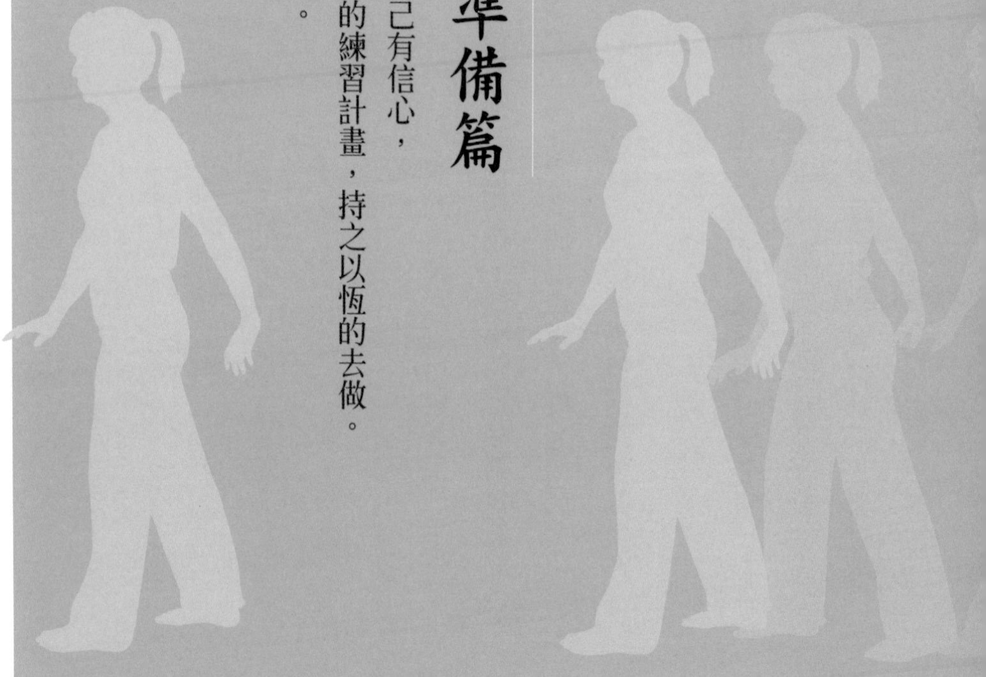

18

練功前的心理建設

練習健走功也需要心理建設，
決心、信心、恆心缺一不可。

我母親已經八十幾歲了，但是她很勤勞，天天到慈濟的資源回收場做義工，平時還利用屋前屋後的空地種菜，身體尚稱健康。我教她健走功後，她平時走路都沒有問題，只是幾年前跌倒時摔斷髖骨，換了人工關節，現在患處偶爾會感到痠痛而已。可是她那些同年齡的老姊妹卻個個腿疾嚴重，有的走路已發生困難，不但常跑醫院，鈣片、葡萄糖胺之類的藥品更是一罐接一罐的吃。

我曾教過幾個老媽媽健走功，但她們好像都不大熱中，她們回答的理由包括：「我做不來。」、「來不及了。」、「沒效啦！」等等，其中有的人雖然勉強學著走了幾步，但是一轉身就忘了這回事。上了年紀的人，大多數對於嘗試新事物興趣缺缺，可見練習健走功要趁早，年紀大了就沒有學習的熱情。

你若要教自己家裡的長輩學習健走功，初期得多花點時間和耐心陪伴在旁練習，等老人家體會了健走功的好處之後，也許就願意繼續練習。

◆要有自信心與積極的態度

有一天，我正在等公車，看到一位老人困難的移動著步伐，一小步一小步朝著公車站走過來。當他看到自己要搭的公車快要靠站時，突然間開始小跑步，速度因而加快了許多，真令人驚訝。我心想：「既然還能小跑步，為什麼平常不多做運動？」可見他已經屈服於「我是老人」的事實，因而失去了鬥志，心理上早被自己打敗了。

即使年紀不老，如果學習的態度消極，抱著「練練看吧，覺得不喜歡就停止也沒關係」的心理，學習時漫不經心，一知半解，可能會因為進步緩慢而失去興趣，容易半途而廢。反過來說，如果態度認真，精神專注的練習，效果就會很快顯現。只要你能夠體會身體的氣感，以及腳部新生的勁道，就再也不會放棄練習了。

古代的師父擇徒時，常會觀察徒弟的資質，遇有好資質的徒弟如獲至寶，因為好徒弟舉一反三，指流知源，很可能青出於藍，教這種徒弟很有成就感。所幸健走功是一種簡易的運動，不需很高的悟性，人人都可以練習，人人都可以練得很好。

◆堅持就會有收穫

練習健走功的初期，也許有些人會覺得進步的跡象並不是很明顯，但是只要**照著要領持續練習，日久功深，必可從中獲益。功夫的進退與意志力有很大的關係，如果練功能夠堅忍不拔，永不懈怠，功夫就能逐漸進步**；反之，如果懶散馬虎，一曝十寒，就容易把功夫練「疲」了。

健走功不含任何競技性質，不會產生得失心，一項運動如果斤斤計較於自己的成績，無形中就會產生壓力，長久下來反而有害健康；也不必存有武俠小說中「打通任督」、「運行周天」一類的預期心理，純粹是為了自己的健康而走，將它融入生活，不斷的練習，就可以累積能量，漸入佳境。

東晉時期的養生專家葛洪在《抱朴子・釋滯》中說：「非長生難也，聞道難也；非聞道難也，行之難也；非行之難也，終之難也。」大多數人都知道運動的重要，最難的是堅持到底。你可以將學習健走功視為「聞道」的開始，並持之以恆，不稍荒廢，將「終之難也」這個魔咒打破，做為永續練習的養生之術。

19

選擇適當的運動場所及裝備

想要獲得良好的運動品質，就必須有良好的運動場所及裝備，寬鬆服裝、一雙合適的鞋是基本要求。

生活中任何需要走路的場合都可以練習健走功，甚至坐著的時候，都可以練習腳趾抓地，這時只要腳趾微微用力就好，目的在提醒腦部到腳趾這條連線，不要忘記導引身體的氣往下流動，只要氣順，就不容易感到疲勞，身體就會覺得很舒適。

◆適應不同練習場所

蕭昆明《真氣還元銘》說：「清虛而無其心，則元氣自運。」練功需要清靜，內心清靜才能體會氣在身體裡運行的狀態。科學家也發現，清靜讓腦中產生 α 波，能令人覺得心情愉快，頭腦清醒。如果能夠找到一個安靜的場所，無人干擾，空氣清新，讓你獨自練習，當然最為理想。你若是個忙碌的上班族，不妨退而求其次，在吵雜的街上行走時，同時練習健走功，等到週休假日再找個適合的場地好好練習。

喝酒要有酒友，修道要有道友，如果能找到幾個知心好友一起練健走功，在預定的時間互相邀約，練習時有人陪伴，比較不會感到無聊，還可以交換心得，彼此鼓勵，讓練功產生更大效率。夫妻、情侶、家人相約練習，更可以增加互動機會，增進感情。

而且，助人為樂，好東西要和好朋友分享，自己學會了健走功，應該熱心推薦給親朋好友，讓他們也能享受健走功的好處。健走功簡單易學，教的人與學的人應該都不致發生困難。

練習健走功，穿什麼服裝沒有特別要求，但**以寬鬆舒適的服裝為宜，尤其腰帶不可束太緊，以免阻礙身體通氣**。倘若走出戶外練習，還是以穿著運動服裝為宜，並須依照天氣的變化加減衣服，以免中暑、受寒。至於帽子、防晒用品、太陽眼鏡、水壺等裝備，則視個人需要而準備。一般的健走，有些女士怕晒太陽會撐陽傘，但是練習健走功有手部動作，所以不建議使用陽傘。

由於必須腳趾抓地，建議不要在崎嶇的地面練習，如果走的是環山步道，最好也避開太陡的坡道。健走路線以有花草樹木、空氣清新者為上選，盡可能避開車流繁忙的馬路，以策安全。

◆選擇一雙適合的鞋子

在家中練習，如果天氣溫暖，地板不冷，能夠赤腳練習最好；如果穿拖鞋，就要選擇比較合腳的鞋子，太大的拖鞋容易掉落，腳趾抓地時常會分心。

戶外練習必須選擇一雙舒適的鞋子，鞋子不宜太緊，鞋頭處要留一些空間，以便腳趾活動；鞋頭與鞋身的交界處要柔軟，用雙手折一下很容易彎曲才行，太硬了走起路會壓迫腳掌、腳趾，極不舒服。最重要的是，鞋底不宜太軟，太軟會讓腳趾使不上力氣，像氣墊鞋就不適合用來練習健走功，而美女們的最愛——高跟鞋，當然也不適合練習健走功。此外，鞋子不能超齡服役，行程約超過八百公里就要更換，否則防滑和保護作用就會降低。判別鞋子是否超齡，可以檢查鞋底花紋的磨損情形，如果防滑的條紋幾乎磨平，就是該換雙新鞋的時候了。

走路時如果手上拿著東西，能裝在背包裡背著當然最好，若是騰不出雙手，只練腳趾抓地也行。一手拿著東西，另一隻空著的手仍可照著健走功的要領下按，走一段路之後再換手拿東西，換手練功，讓身體得到平衡。總之，不練白不練，任何走路的時機都可以練習健走功。

隨時隨地都可以練習

健走功跟一般健走運動一樣可在室外進行，在外行走要準備一雙適合的鞋，也可以赤腳在室內不大的空間練習，甚至公車上站著都可以練練健走樁。

20

擬訂練習計畫

練習健走功之前，宜先針對練習時間、場所或路線做好安排，可以讓你走起來更加順心。

凡事都要預先擬訂妥善的計畫，按部就班的去做，事情才能順利進行。練習健走功也一樣，最好預先擬訂計畫與步驟，依序練習，練功的過程會比較順利。

◆依照個人健康狀況作計畫

健走功隨時隨地可以練習，所以基本上是一種「個人運動」，但是如果能夠建立組織，參與團體活動，不但可以使練習更加規律，不易中斷，而且經由彼此鼓勵，交換心得，更可提升練習的樂趣。

練習健走功的方式和時間，可依個人的需求而調整。先對自己做一番「身體健康狀況評估」，如果年紀還在青、中年，健康狀況也尚可，利用平常走路的機會，練習健走功做為保養，也算是差強人意。

但是，如果你覺得自己的健康狀況變差，或發覺腳部已經開始軟弱無力時，就必須特別規劃一段較長的時間專心練習，最好每日在公園或學校操場走一個鐘頭以上，持之以恆，改善健康的效果就會十分明顯。

◆訂定沒有壓力且適合自己的計畫

從事慢跑的運動人士，常有機會參加馬拉松比賽，參賽的人常抱持著「我想跑得比別人快」的想法，無形中會產生心理上的壓力。但是練習健走功時，你的心態應該改為「我想走得越來越健康」，這種信念是一種自我要求，沒有競技的壓力。

因此，健走功的練習計畫相對簡單，計畫的重點在於擬訂練習時間：是否在生活作息中規劃一段時間專心練習？還是利用上班、回家的路上練習？

你在擬訂健走功的練習計畫時，依照重要性排列，需要先考慮下列幾個問題：

一、準備全天走路都保持腳趾抓地？如果不是全天性的練習，則需要選一個特定的時間，規定自己到時候一定要練習。

二、如果選擇在一個特定的時間練習，則思考一下是每天練習，還是一週固定練習幾天？切記要維持一定的練習頻率，才能保持效果。

三、如果是選在特定時間練習，不妨設定好每次練習的時間多久，確保練習時間內不要安排其他事情，專心練習。

四、選定練習場所或路線。如果是在上班或回家的途中練習，路線如何規劃？固定場所比較單純，若想利用通勤途中練習，則不妨先想好路線。

五、是否撰寫「練習日記」？如果有餘力，建議記下練習狀態與心得，一段時間後可以觀察自己進步的情形。

思考完這五個問題，練習計畫就完成了，包括練習的頻率、時間、路線、紀錄等。不妨將所考慮的結果寫下來，當作對自己的承諾，以督促與激勵自己進行健走功的鍛鍊。

俗話說：「凡事豫則立，不豫則廢。」做好練習計

健走功練習計畫

練習頻率	□ 每天練習 時間＿＿＿＿＿＿＿＿（例：每天清晨起床後練習） □ 每週練習 時間＿＿＿＿＿＿＿＿（例：每週三次，下班時）
練習時間	每次＿＿＿＿分鐘
練習路線	（例：沿後山走一圈；提前三站下車，用走的回家。）
練習紀錄	（例：6/5 第一次走，腳趾抓地有些難。6/6 下雨，改在家中客廳繞圈走。）

▲試著自己製作一份健走功練習計畫。

畫，表示你慎重其事，態度認真，事實上已經成功了一半。因為我們每天都得走路，只要有心，想要將健走功養成習慣是輕而易舉的事情。

◆記得要暖身與緩衝

在練習健走功的前後，有一些步驟必須注意。一般的健走，專家建議必須按照**暖身↓健走↓緩衝**的順序進行，練習健走功也可以參考這個步驟。

這三個步驟時間如何分配？通常我們暖身與緩衝的時間最少要五分鐘，假使你規劃的運動時間目標為三十分鐘，那麼暖身時間可訂為五分鐘，緩衝時間也訂為五分鐘，其餘的二十分鐘則用來練習健走功。

健走功練習時間分配比例

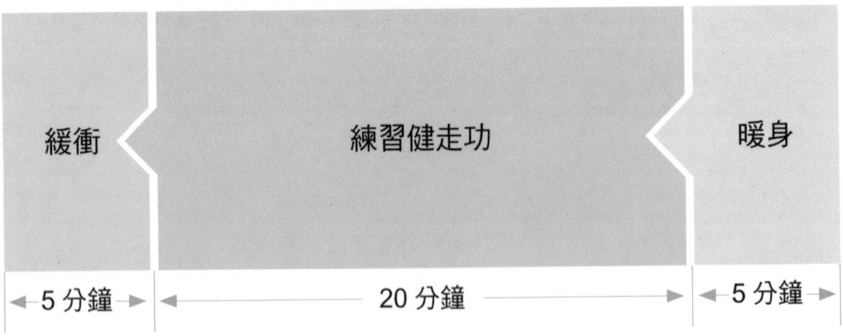

▲以運動三十分鐘而言，暖身、主要練習與緩衝的時間比例圖。

如果你規劃在戶外練習一個鐘頭或更長的時間，暖身與緩衝的時間可以延長為十分鐘，其餘的時間則用來練習健走功，甚至其中可以穿插一段速度比較快的一般健走步伐。採用這種時間分配，不但可以得到健走的「有氧效果」，而且可以得到健走功的「有氣效果」。兩種步伐的時間如何分配，可依個人的情況而彈性調整。

以上的計畫，住在公園、學校附近或郊區的人比較容易實行，但是住在都市水泥叢林或事業忙碌的職場人，極少人會規劃「運動時間」，在這種情況下就必須自己爭取時間，比方說在上班、回家的路上提早一站下車走路，這時沒有時間做暖身動作，就只專心練習健走功；等車或站在車上的時間則可練習健走樁，充分把握生活中零碎的時間用來運動。

即使在家裡或辦公室的有限空間，總有少許走路的機會，也可以練習健走功，如果手上正在忙，只要腳趾抓地就好，零碎的時間加起來也頗為可觀。總之，最好能夠養成走路隨時腳趾抓地的習慣，生活即運動，運動即生活，有恆的運動才能維持身體健康。

學習健走功的初期，也許會覺得有點不太習慣，曾有研究腦神經的專家指出，將意識從腦皮質下達到腦幹所需最短時間為二十一天，一旦意識被傳達到腦幹的時候，即使不用心指揮，行為也會成為慣性，就像開車熟練之後可以邊開車邊聽音樂一樣。換句話說，二十一天之後，你就會習慣健走功的走路方式了。

基本上，健走功的動作很緩和，對老年人的關節、肌肉、韌帶不致造成傷害，對心臟亦不會產生過多負荷。平時不運動的人，或是肌肉、關節無力的人，也許剛開始練習之後的隔天會覺得肌肉痠痛，這種疼痛稱為「遲發性肌肉痠痛（Delayed onset muscle soreness）」。

過去很多人都以為肌肉痠痛是因肌肉中產生的乳酸所致，後來運動生理學的相關研究發現，這種延遲性的肌肉痠痛其實跟乳酸無關，而是由於肌肉纖維輕微受傷導致發炎，需要一些時間復元。而且這種肌肉從受傷到復元的過程是一種鍛鍊，能夠逐漸強化肌肉及關節，讓我們的肌肉和關節變得更有力氣。

練習健走功時，如果當下感到肌肉痠痛，可改用平常步伐走路，等痠痛消失之後再練習；也可以加以按摩或用熱水泡腳，緩解痠痛。

運動日誌的功用

在美國，許多跑步運動的愛好者都習慣撰寫「跑步日誌」，用意在記錄跑步過程所體驗的心得，以及身體健康的變化。如果練習健走功也能撰寫日誌，就可以觀察練習過程的細節，並藉以檢討、改進自己的技巧，累積了豐富的經驗，就是功夫進步的本錢。

21

練習前後的暖身與緩衝

配合暖身與緩衝動作，練習健走功會更加順暢。

由於在慢跑運動中，經常發生跑者受到運動傷害的情形，因此有些專家學者建議民眾捨慢跑而改健走。慢跑對於膝關節、肌腱的衝擊較大，容易受傷，同時西方運動有「痛才會進步」的迷思，加上經常舉行長程馬拉松，人人都想跑得更快更遠，因而增加受傷的風險。

源自西方的健走運動要求跨大步、快速走，對於年紀較大或膝蓋軟弱的人來說，還是有受傷的可能性。健走功改善了這部分，練習時只要用平常的走路速度即可，對於腳部的衝擊性相對減低，安全性比較高。

在從事任何運動之前，如游泳、跑步、打球、騎車、登山等，最好都先做好暖身動作，其目的除了伸展身體的關節、筋絡、肌肉使之柔軟，還能促進血液循環，逐漸提升心肺的負荷，以便應付接下來的運動。

尤其天氣較冷時，筋肉、血管、韌帶都會收縮，這時候突然運動很容易抽筋，關節也容易扭傷。運動前，利用暖身動作，讓肌肉的溫度升高，放鬆舒展，使關節運轉順利，比較不易發生類似情形；運動後，如果突然停下不動，沒有做緩衝動作，血液未回流至頭部，也容易發生頭暈現象。緩衝動作的目的在讓波動的氣血回歸正常。

市面上運動、練功之類書籍介紹的暖身操種類非常多，暖身操的功能不外拉筋通氣、活動關節、柔軟肌腱等。喜愛運動的人士大部分都學有自己慣用的暖身操，我在這裡另外提供三種暖身操給大家參考：

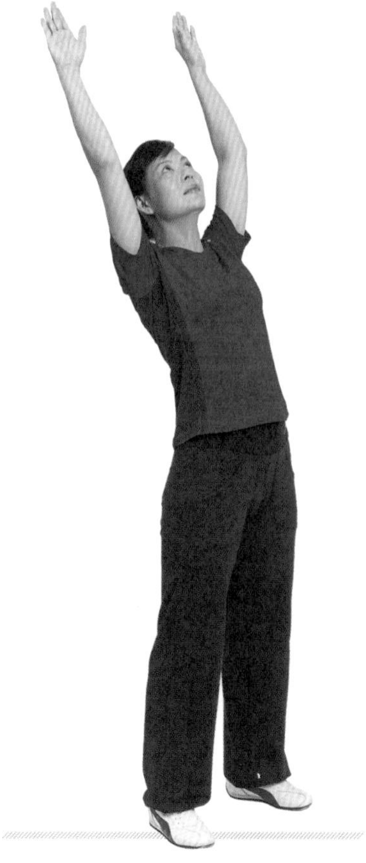

▲運動前後記得做暖身操。

1 拜天式

做完全部的動作稱為「一口」，連續做完八口是為「一功」。

1. 預備動作

預備，雙腳打開與肩同寬，兩手自然下垂。

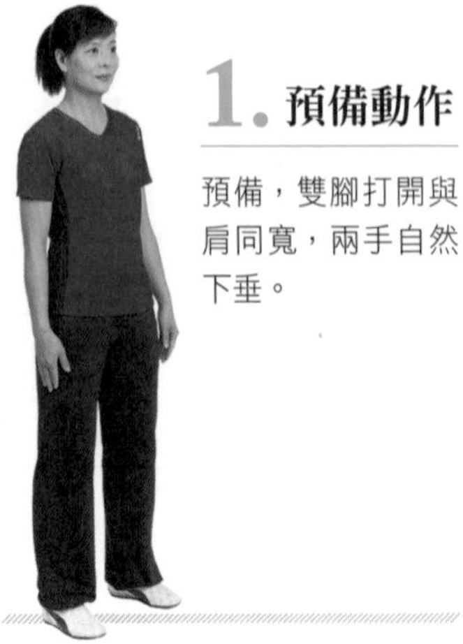

2. 身體向後彎腰

雙手手掌掌背朝上伸直，緩緩向前，往頭頂方向舉起，舉起的同時開始緩緩吸氣。當雙手超過頭頂之後，繼續向身後傾斜，身體同步向後彎腰到達定位。到達定位之後，身體停留不動，停止呼吸三秒鐘。

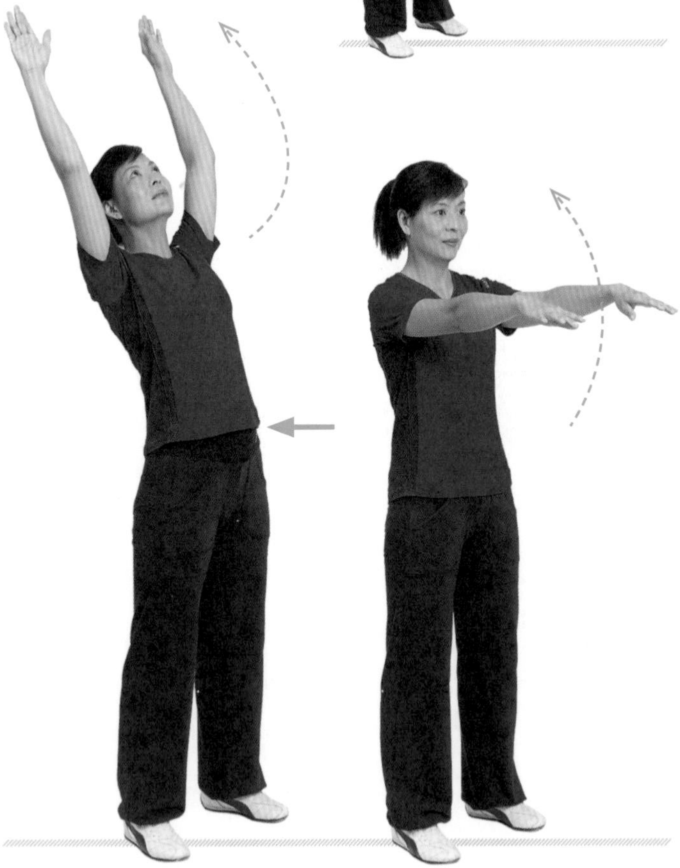

3. 身體向下彎腰

接著雙手及身體緩緩回正，同時開始吐氣並繼續向前、向下彎腰，雙手並向後、向上舉起，直到到達定位。到達定位之後，身體停留不動，停止呼吸三秒鐘。

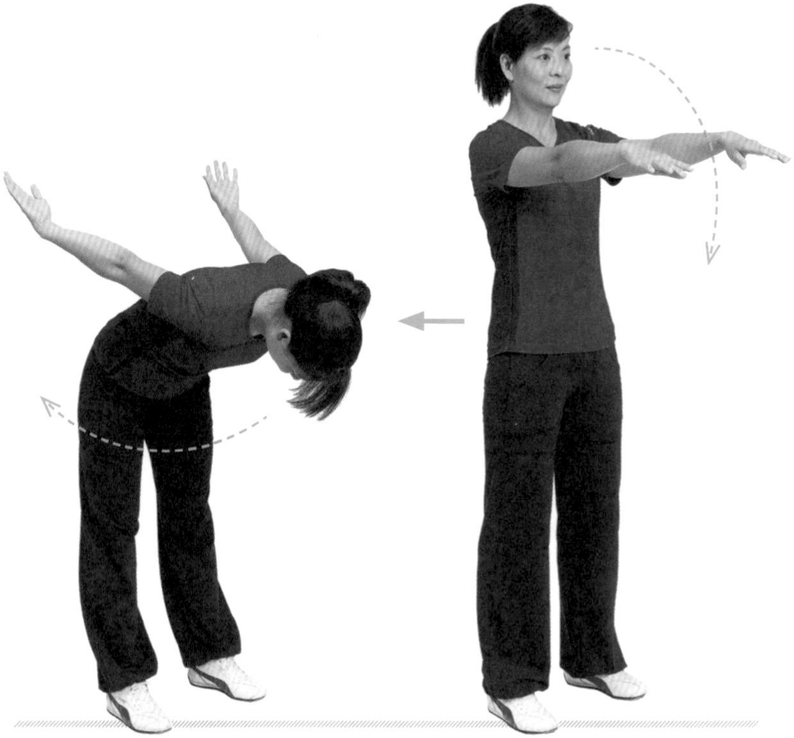

暖身也要循序漸進

練功前，可稍事按摩腰部後面的肌肉，使其放鬆；前後彎腰宜輕柔緩慢，以避免拉傷肌肉。這個動作的目的在伸展腹部、背部的核心肌群，可以提高脊椎周邊筋肉的支撐力，減輕因外部的衝撞或來自體重本身的負荷所造成的壓力，避免脊椎磨損及腰部受傷疼痛。

1. 預備動作

預備，雙腳打開與肩同寬，雙手插腰。

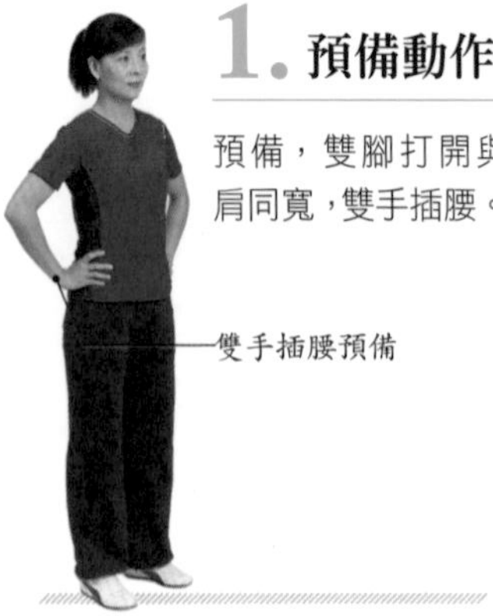

2. 兩肩往後旋轉

兩肩往上提起，往後旋轉，回復到原本位置時算一次，共做三十六次。兩肩轉圈時，起初力量輕一點，圈子小一點，然後逐漸加大力量，擴大圈子。

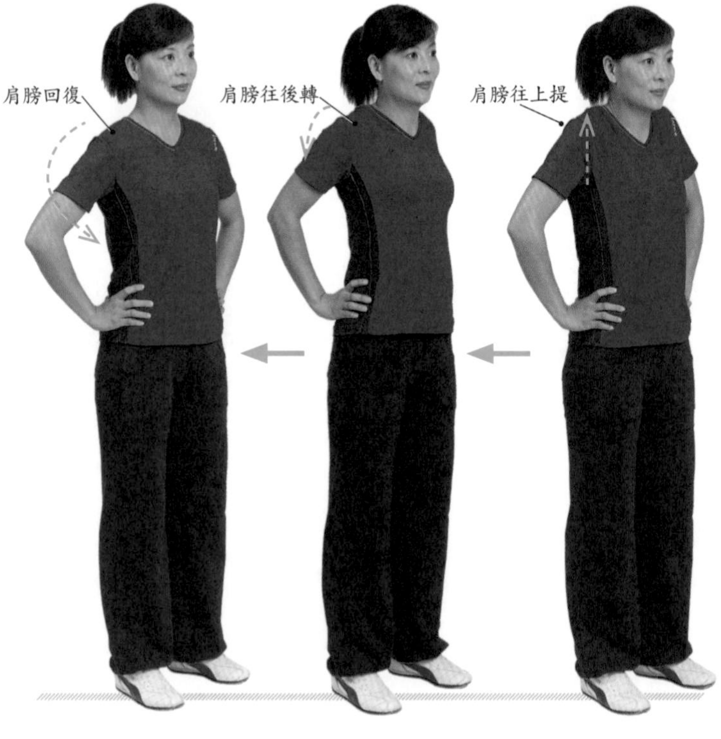

2 插腰轉肩 做完所有動作為一功。

3. 兩肩往前旋轉

兩肩往上提起，往前旋轉，回復原本位置時算一次，共做三十六次。同樣地，兩肩轉圈時，力量從輕到重，圈子從小到大。

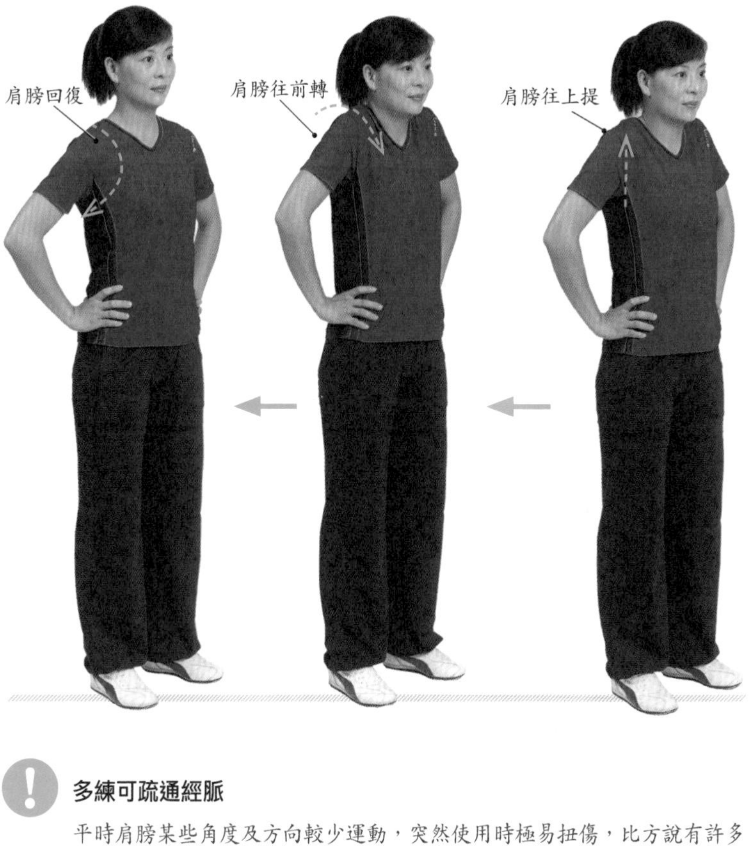

多練可疏通經脈

平時肩膀某些角度及方向較少運動，突然使用時極易扭傷，比方說有許多人在停車場伸手按鈕取票時扭傷肩膀。「插腰轉肩」比一般的「垂手轉肩」更能全方位運動雙肩的各個角度，多練可預防肩膀受傷，並可疏通頸部與手部的經脈。

3 轉身甩手

練習轉身甩手是連續動作，可以不必計算次數，練習時間一至三分鐘。

1. 預備動作

預備，雙腳打開與肩同寬，雙手放鬆自然下垂。

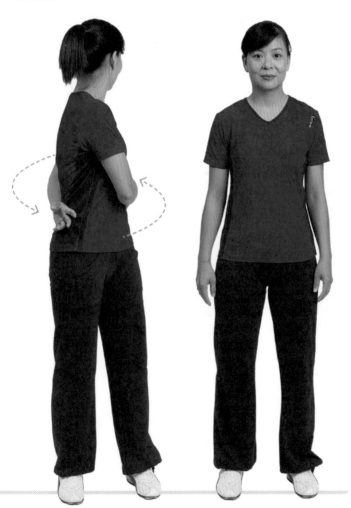

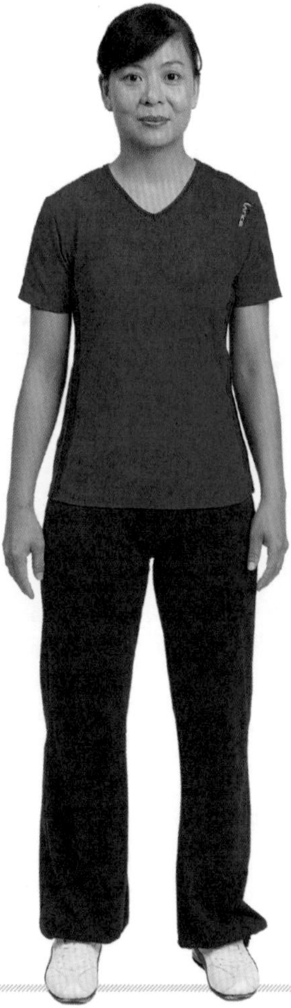

2. 身體向左旋轉甩手

整個身體從頭到腳向左旋轉，並利用旋轉的離心力甩動雙手，左掌手背拍打右後腰，右掌掌心拍打左前腰。

3. 身體向右旋轉甩手

接著改成身體向右旋轉，右掌手背拍打左後腰，左掌掌心拍打右前腰。

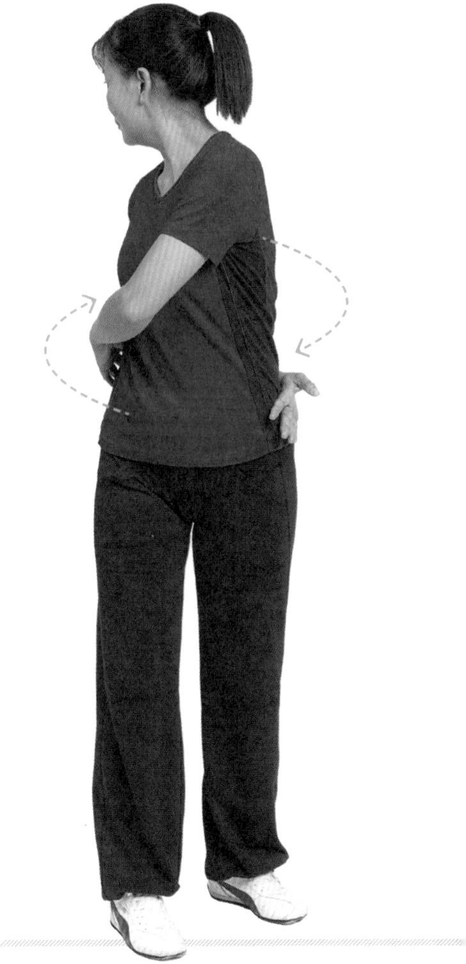

養生家說：「轉身甩手鬆筋骨。」這個動作幾乎可以讓全身的關節得到運動，可以鬆筋活血，是自古以來流傳極廣的暖身操與健身操。

以上是運動前的三招暖身運動，適宜在練習健走功之前做，可以三招都練，或者選擇其中的一兩招與其他暖身操搭配，自由運用。至於練習健走功之後的緩衝（Cool-down）動作，筆者建議站十分鐘的「健走樁」（註❷）。所謂「緩衝」，等同於練氣功的收功動作，健走樁可以將運動時身體散亂的氣調理順暢，不但適宜在健走功之後練習，做完任何其他運動之後，以健走樁做為緩衝動作也非常理想，等於畫下一個完美的句點。

註❷：詳見本書第一五六頁「隨時隨地可以練習的健走樁」。

【第五章】

開始練習健走功——功法篇

隨時調整好姿勢，熟記功法要領，
無論走路、搭車，甚至看電視時都可以練習。
想要擁有健康的身體，唯有靠自己。

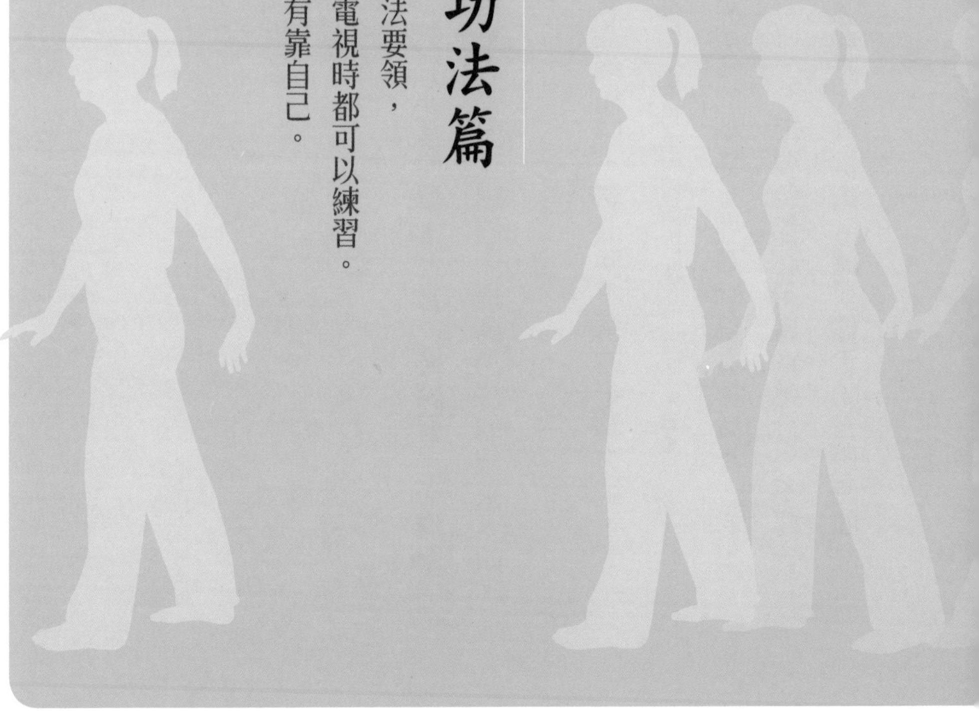

22

健走功功法解析

熟悉方法，還必須掌握要領，
每一個細節都會影響練功的效果，不可輕忽。

根據前幾章說明的原理所研發之健走功，乍看非常簡單，但當一邊練習，一邊回顧要領與原理後，將會有新的發現與領悟，也更容易記住細節，提高功法的效果。如果對於要領不清楚，可參考下一節的詳細說明。

練習中，如發現腳步變得沉重，或腳部有些痠痛時，請改回平常的走路方式，等到恢復正常之後，再繼續練習。結束練習時，記得要做五分鐘的緩衝運動（註❸）。

前人教功常常「傳法不傳訣」，「法」是功法的架構，要讓功法發揮效果，必須注意一些細節，而這些細節就是「訣」。練習時，各項要領都必須確實遵行，不要含糊籠統，任何一個細節沒有做到，練習的效果都將大打折扣。練習健走功一段時間之後，最好常再回顧要領，檢討自己的動作是否合乎標準。長期練功，長期省思，你就會「悟」出許多道理。

做完暖身後，開始練習健走功，初時需要注意每個細節，一一調整好；習慣後，自然而然形成標準姿勢，就能直接進入行走的狀態。

註❸：詳見本書第一二三頁「練習前後的暖身與緩衝」。

功夫練得深，效果自然佳

在本書出版之前，已經有些人開始練習健走功，從他們的回饋中發現，如果持續練習，身體的反應會越來越明顯，例如起初雙手會有麻麻脹脹的感覺；如果持續練下去，約一個月就會感到全身氣血暢通。也有人會流鼻水、流眼淚；還有人表示冬天練習健走功，雙手變得暖烘烘的。所以，雖然是簡單動作，也不要小看，只要練得久、練得深，就會有極大的功效。

1. 腳趾抓地

雙腳向前平行，腳趾略施力氣抓地。

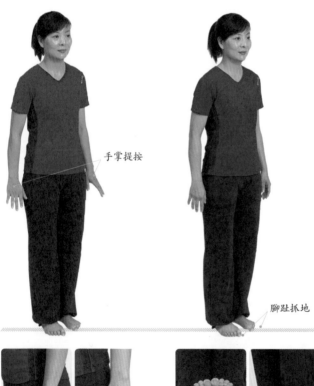

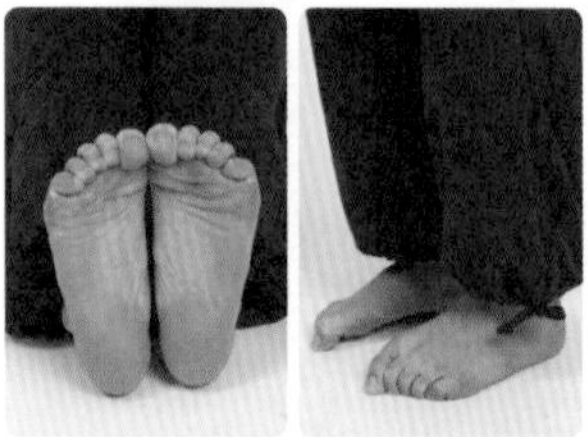

腳趾抓地就是將腳趾用力蜷縮，照片為從不同角度看腳趾抓地。

2. 手掌提按

雙手向下伸直，雙手掌背朝前，指尖向上翹起四十五度，手掌外緣（小指方向）朝著大腿靠攏四十五度。十隻手指微微張開，掌心微微用力下按。

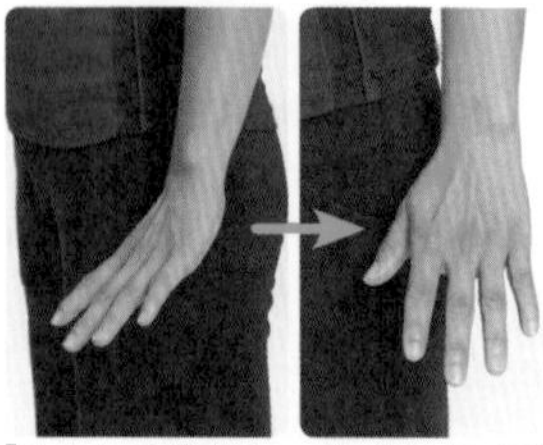

（左）手掌翹起，與地面呈 45°
（右）手掌外緣回收，與大腿呈 45°

3. 身體前傾

收小腹，挺胸，收下顎，頸椎打直，讓身體成一直線。接著收臀部尾骨，臀部略微夾緊。身體稍微前傾，前傾的幅度以在站立時可以感覺到身體重心由腳後跟移往整個腳掌即可。

身體前傾以改變重心

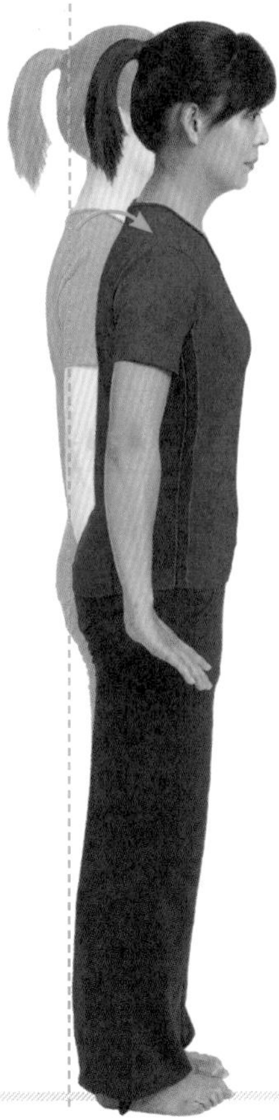

4. 調心調息

擺好以上姿勢後，不想心事，不動情緒，即將要專心走路。將注意力放在身上，體會身體的感覺。開始調整呼吸，慢慢吸氣，默數四秒，換成慢慢吐氣，默數四秒，呼吸皆用鼻子，準備好就可以開始行走。

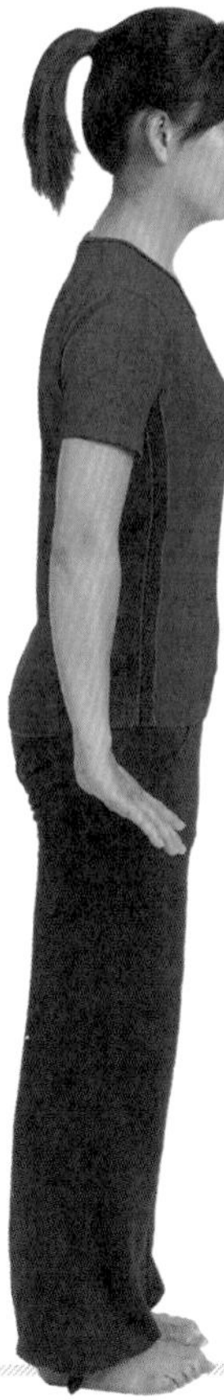

5. 開始行走　❶ 行走部分

要同時注意腳趾抓地，且整隻腳掌平貼著地；雙手擺好下按的姿勢，向正前方、正後方自然擺動；走路時兩眼平視，身體放鬆，不可左右搖晃。

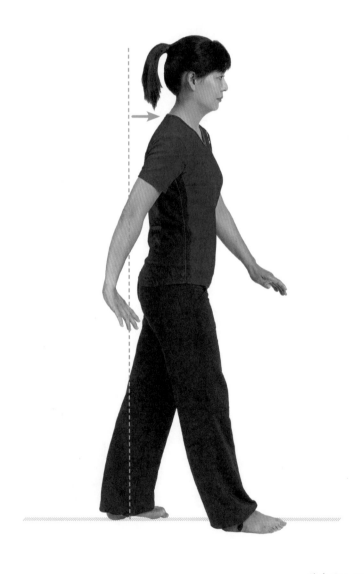

一般行走時　　行走速度較快時

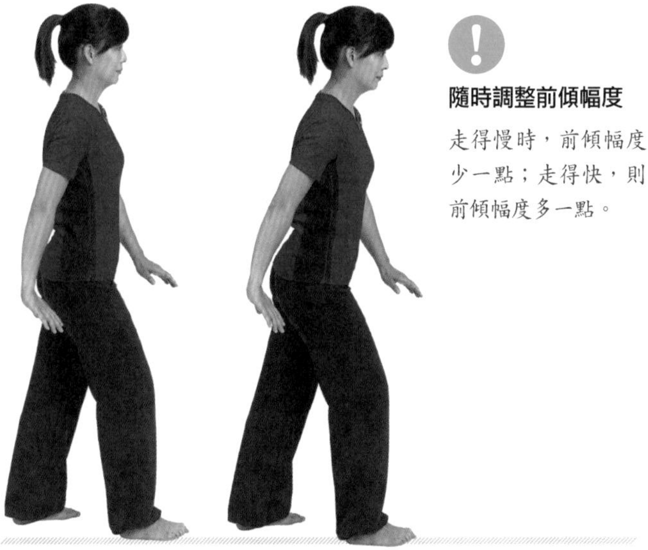

隨時調整前傾幅度

走得慢時，前傾幅度少一點；走得快，則前傾幅度多一點。

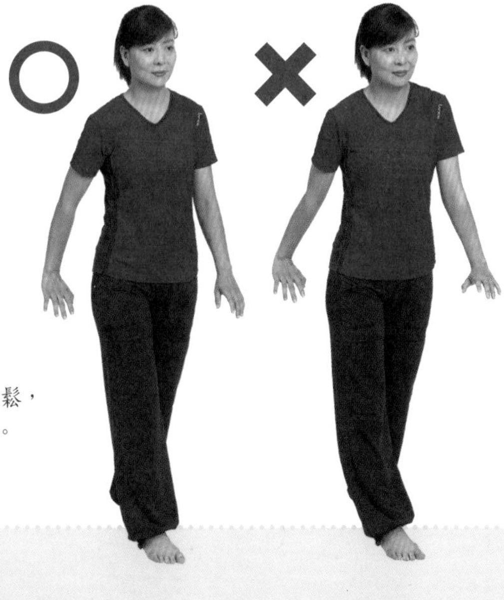

避免聳肩

行走時身體要放鬆，避免聳肩、搖晃。

5. 開始行走　❷ 調息部分

慢慢吸一口氣走四步，緊接著慢慢吐出一口氣走四步；或以走六步為一循環。呼吸均勻，吸氣與吐氣必須連貫，不可中斷。

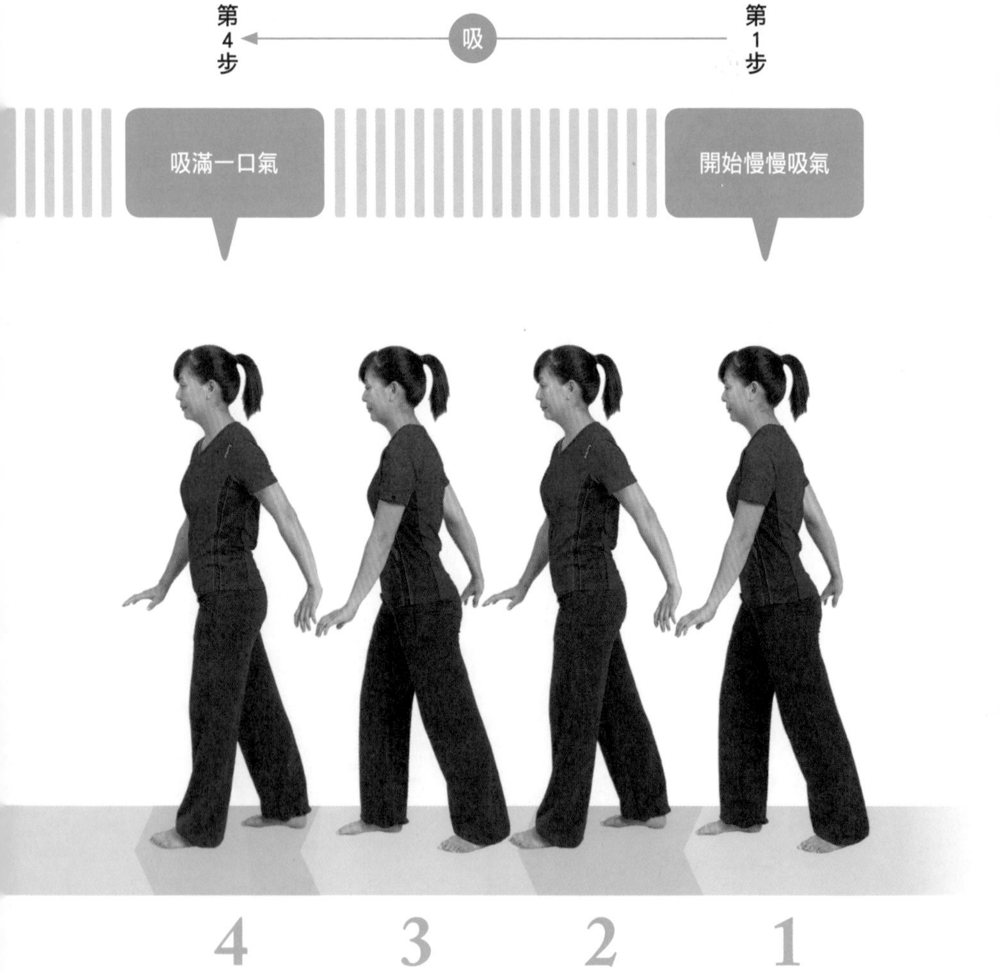

第8步
吐
第5步
一口氣吐盡
開始慢慢吐氣
8
7
6
5

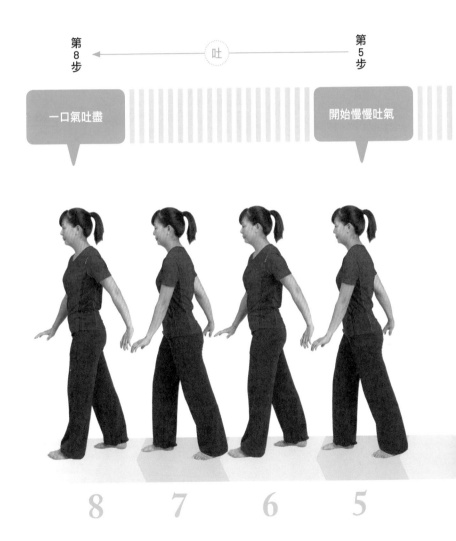

23

練習健走功的要領

健走功除了運動之外，還兼練氣。必須姿勢正確，全身的氣才能順暢流通。

俗話說「坐有坐相，站有站相」，依此延伸「走有走相」。練習健走功，除了腳趾抓地、手掌提按兩個重點之外，還必須注意身體姿勢配合得當，才能充分發揮效果，不良的姿勢會讓練習效果大打折扣。練習健走功，必須注意的姿勢有下列幾項：

1 雙腳平行向前

正確的走路姿勢是腳尖向前，兩腳平行，但是有些人養成走路雙腳內八或外八的習慣；老年人由於腳部的肌肉和韌帶鬆弛，也容易造成腳尖分開。這種走路姿勢不但不優雅，而且不論內八或外八，都會使大腿骨與小腿骨不在一條直線上，膝關節、股關節處在扭曲狀態。長期以內八或外八姿勢走路，骨盆容易歪斜，造成長短腳。走路外八者雙腿會變成X型，走路內八者雙腿則形成O型，由於走路腳部踩踏地面時，會產生一個衝擊力，扭曲的關節容易受到傷害，並導致身體變形。同時，內、外八行進間跨出的步伐方向與身體前進方向不一致，會消耗更多能量，令人容易疲倦。

走路時雙腳平行向前，膝關節不歪斜，骨盆才能保持端正，脊椎也變得挺直，可以塑造良好的體態，氣血才能上下流通順暢。

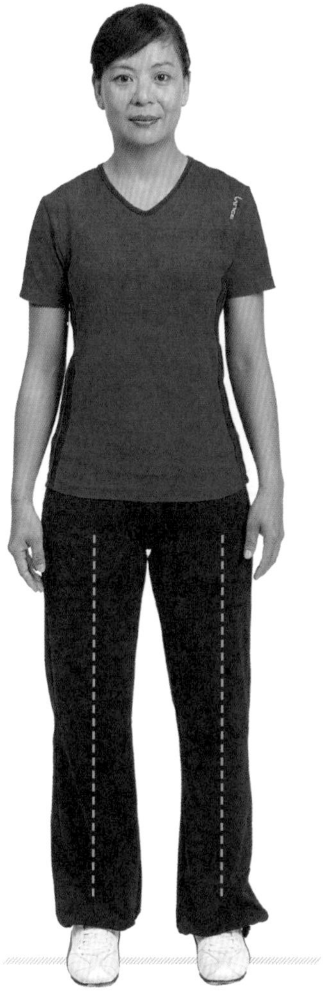

▲正確走路時雙腳要平行向前。

隨時改正走路方式

從照片的錯誤示範，可以看出走路內八與外八者，會造成腿部骨骼的變形，要隨時留意並修正。

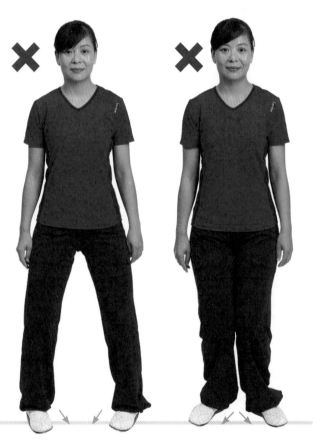

▲走路內八者
雙腿會變成 O 型。

▲走路外八者
雙腿會變成 X 型。

2 收下顎，挺胸，收小腹

所謂「骨正，筋鬆，脈通」，骨架歪斜會阻礙氣血的流通，收下顎可以正頸椎，挺胸可以正胸椎，而收小腹不但可以正腰椎，還能引動會陰部位的陰竅穴，容易接引地氣。

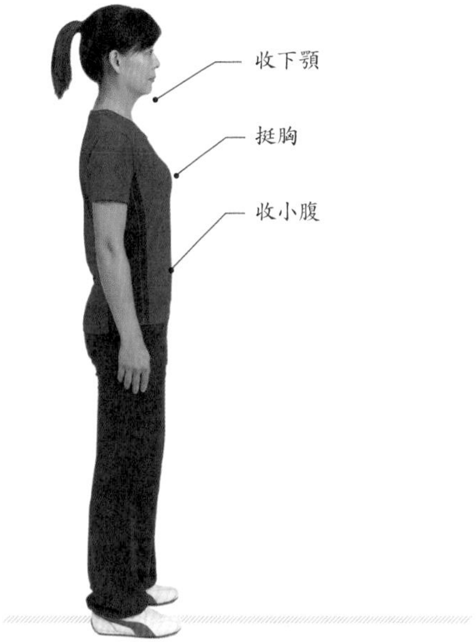

記得抬頭挺胸

如果小腹凸出，沒有抬頭挺胸，就會造成腰椎的彎曲。

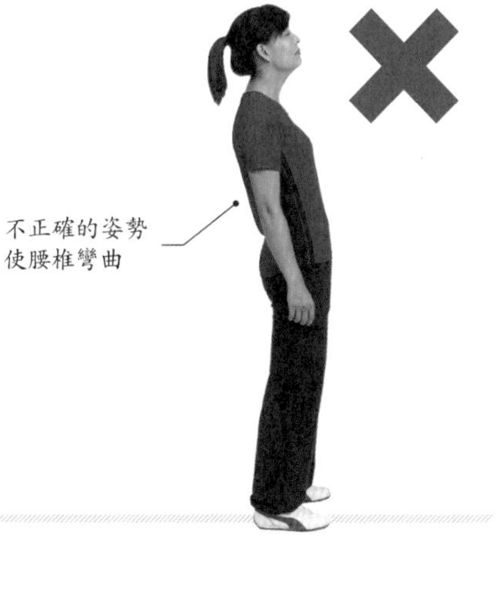

許多人習慣將下腹的肌肉放鬆，肚皮挺出，這時背後的腰椎就會呈現C字型。由於腰椎彎曲，上半身重量就必須依靠腰部的筋肉來支撐，日久必定發生腰痠背痛的毛病。因此，走路必須收小腹，讓腰椎保持在直立的狀態。

同時，由於小腹凸出，臀部勢必向後翹起，造成骨盆向前傾斜，容易發生骨盆腔方面的疾病。因此，除了收小腹之外，還必須將臀部尾骨向前收回，讓腰椎與薦椎呈一直線，並使骨盆保持水平，這才是正確的姿勢。此外，挺胸可以避免駝背，收下顎可以避免低頭。

以上這些要點，目的都在保持脊椎挺直。在生活中任何時候都必須「腰桿挺直」，這個姿勢對維護健康極為重要，脊椎端正才不會造成筋肉的緊張，筋肉放鬆才能讓氣血流通順暢。日本醫學界還發現，挺直脊椎可使細胞的粒線體增加，使身體產生更多的能量。

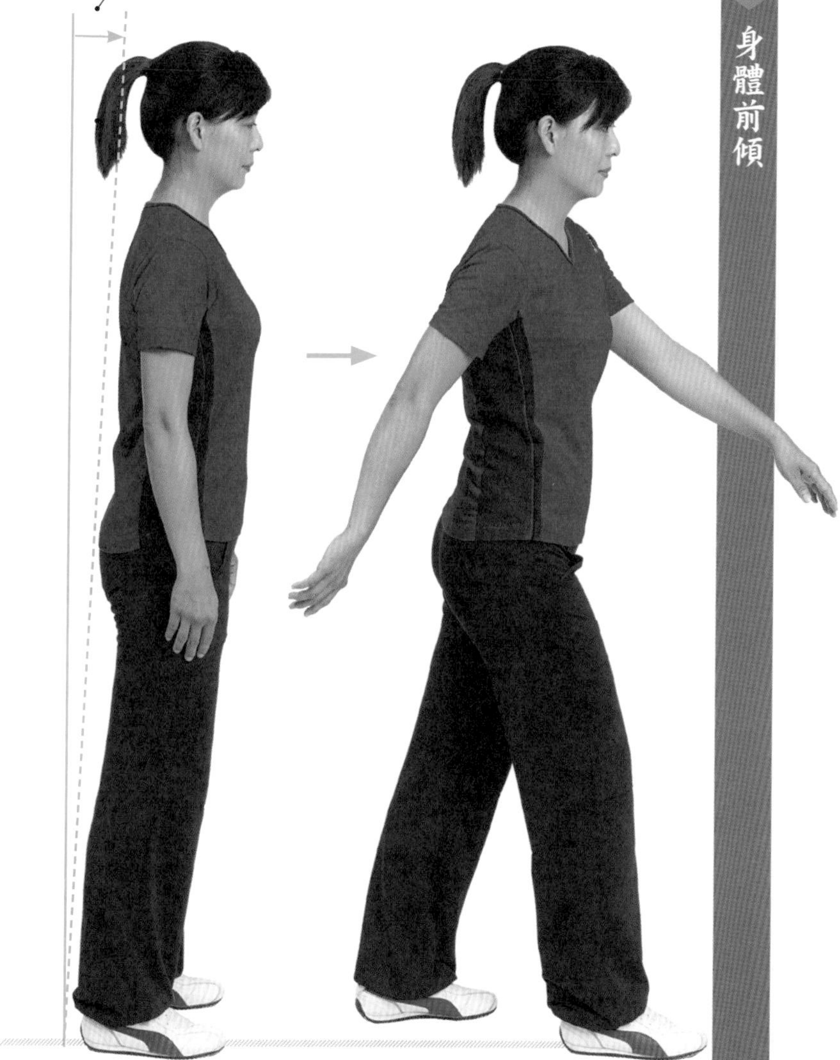
練習健走功時，
身體前傾 1°～ 3°
正確的健走功，行走間身體前傾
使腳掌踏下時平貼地面

練習健走功時，身體前傾一至三度，用意在改變腳底著地的方式及位置。一般人走路都保持身體直立，這時你前腳伸出，必須靠後腳推動身體前進，但是前腳落地時卻是腳跟先著地，形成每一步都是在「踩煞車」，這樣走路不但耗費體力，而且膝關節及踝關節會承受較大的壓力，容易受傷。

身體前傾，使身體的重心前移，利用重力牽引的作用帶動身體前進，可以節省力氣，而且這種走路方式讓整個腳掌平貼著地，不但能夠減少膝蓋及股四頭肌的衝擊，使步伐穩定，身體也比較不會左右搖晃。此外，由於身體前傾，身體的重量讓腳心下壓觸地，使腳心活化、通氣，練習時可以用心體會腳心發熱、有氣的感覺。

以腳跟著地的錯誤走法，雙腳容易疲勞，導致全身或特定部位的慢性疼痛，並且壓迫到脊椎，讓脊椎彎曲，使骨盆和膝蓋關節變形。所以，利用身體前傾，讓身體的重量平均分攤在整個腳掌，可以減輕對脊椎及膝關節的衝擊。

身體要前傾

從照片中可看出，如果身體挺直未傾斜，重心無法前移，腳跟先觸地容易受傷。

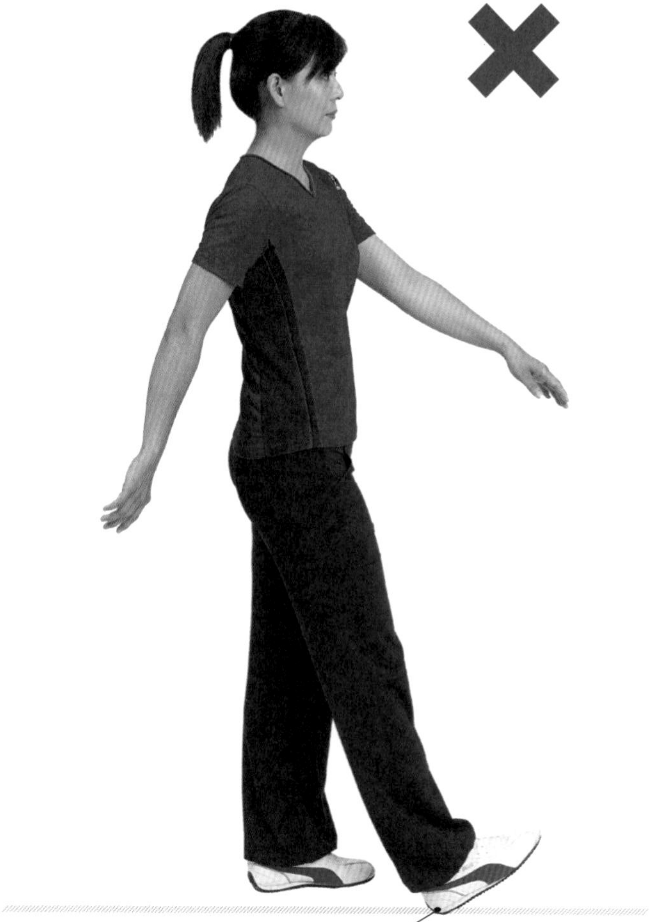

走路時如果身體直立，
腳跟容易先著地而造成受傷

4 身心放鬆

《黃帝內經》說：「恬澹虛無，真氣從之。」唯有在心神清靜的時候，身體的氣才會流通，如果一面走路一面想著煩惱的事，將使氣血的流通產生阻礙。練習健走功時，什麼事都不要想，只要專心關注自己的身體是否放輕鬆，尤其肩膀是最容易緊張的部位，必須注意放鬆。

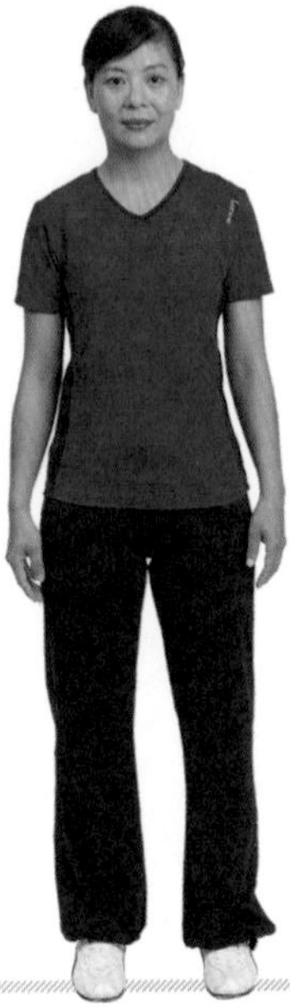

▶練習時身體放鬆才是正確的。

不要聳肩

緊張時很容易不自覺地聳肩，隨時注意自己是否有聳肩，提醒自己要放鬆。

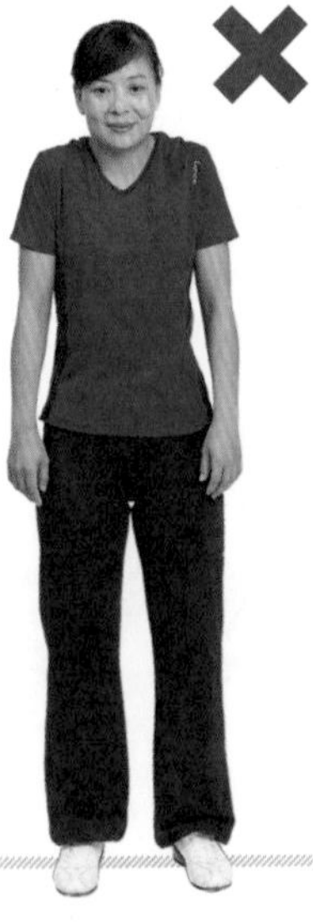

▶肩膀是最容易緊張的部位，必須多注意。

5 調整呼吸

清朝名醫吳尚先《理瀹駢文》說：「呼吸吐納，熊經鳥伸八字，即導引法也。」這句話引申莊子的文章做為導引法練功要訣，「熊經鳥伸」是身體動作，「呼吸吐納」是呼吸調整。運用呼吸技巧，不但可以充分攝取氧氣，還可以攝取能量，推動能量在身體裡運行，所以練功必須動作與呼吸兩者巧妙搭配。

練習健走功時，呼吸以穩定、均勻為要訣，先慢慢吸氣，在四步內，將一口氣從開始吸氣到吸足，接著慢慢吐氣，在四步內將氣從開始吐氣到吐盡。如果將呼吸的頻率放得更慢，可以走六步一吸，走六步一吐，但必須呼吸相連，亦即吸氣與吐氣之間不可中斷，且均以鼻子呼吸。均勻緩慢的呼吸，能夠使血液氧氣充足，有助於清除血液中的毒素。在公園或林間練習健走功，吸氣時可以想像吸進新鮮空氣，吐氣時則想像吐出汙濁空氣，對促進身體的新陳代謝很有幫助。

健走功和一般健走最大的不同之處在於：健走單純是一種運動，而健走功除了運動之外，還兼練氣。練習健走功，身體末梢的手掌、腳掌以及頭頂都很容易產生氣感，用心體會氣感，你會感到身體輕鬆，內心愉悅，更重要的是身體得以氣血通暢，讓你一日比一日健康。

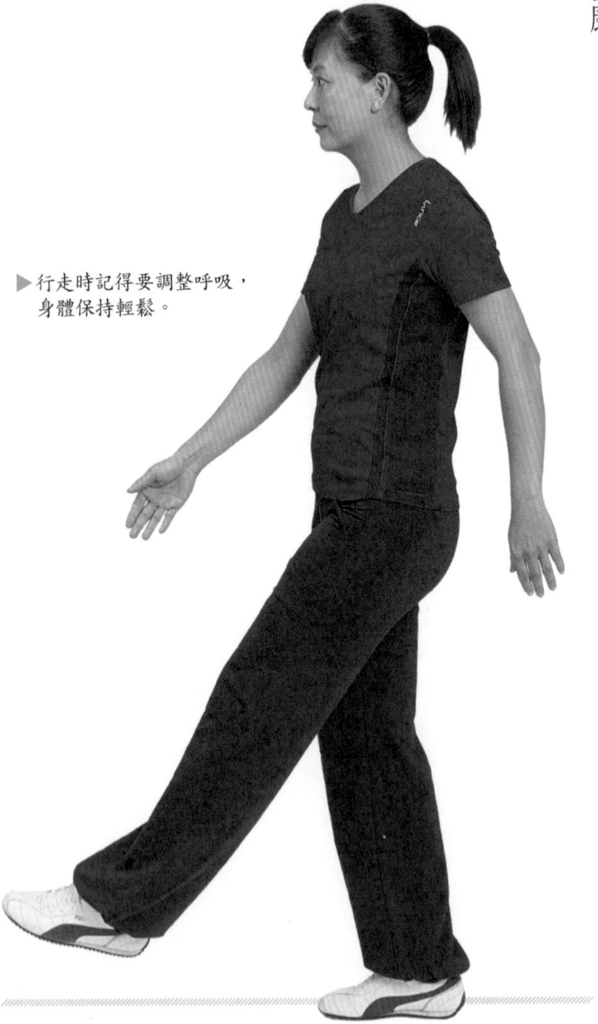

▶行走時記得要調整呼吸，身體保持輕鬆。

手提物品也可練功

平常走路時往往會手提物品，此時先利用一隻手提著，另一隻手依然維持手掌提按的動作，然後再將物品換手，換另一隻手做手掌提按即可。

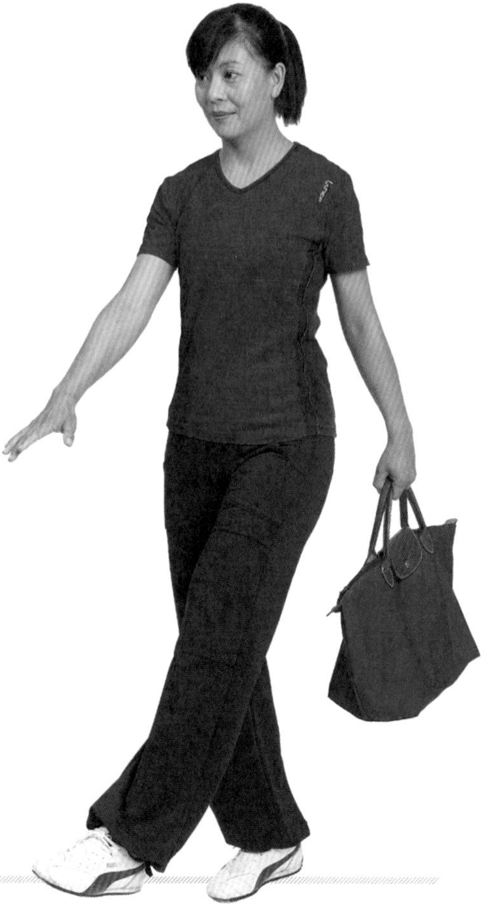

24

不必受限場地的原地踏步健走功

在原地踏步也能練習健走功，
完全不受場地限制，可以一邊看電視一邊做，
寓養生於生活之中。

理財必須懂方法，同樣地，養生也必須懂方法。許多人花了很多時間研究股票、基金、保險、黃金、期貨等「理財術」，卻吝於花一些時間研究「養生術」。其實，健康的價值超過名利財寶，大多數人都是在失去健康之後才後悔莫及。

但是現代人一來忙二來懶，因此提供練習的功法必須非常簡單，而且必須與生活結合在一起，才容易被大眾所接受。一個人每天的生活，必定免不了走路和睡覺兩件事，如果走路時能練健走功，將練功與生活作息相結合，比較容易讓人持之以恆的鍛鍊身體。

戶外颳風下雨不方便外出時，也別以為有了藉口而偷懶，因為健走功也可以原地踏步走，在家中或辦公場所就可以進行，使健走功更親近生活、更為方便。基本上，原地踏步健走功與健走功的要領相同，除了原地踏步外，唯一不同的是踏步時腿部略微抬高。

腳趾抓地的功用

腳趾抓地不但能導氣下行，而且能夠吸引地氣上升。道家說：「天陽下降，地陰上升。」天地能量的對流，能使我們的身體陰陽調和，氣血通順。因此，即使不能外出運動，也要在室內練習原地踏步的健走功喔！

1. 預備動作

腳趾抓地，挺胸，收下顎，縮腹，身體前傾，手掌提按，調心調息，動作與健走功（註❹）完全相同。

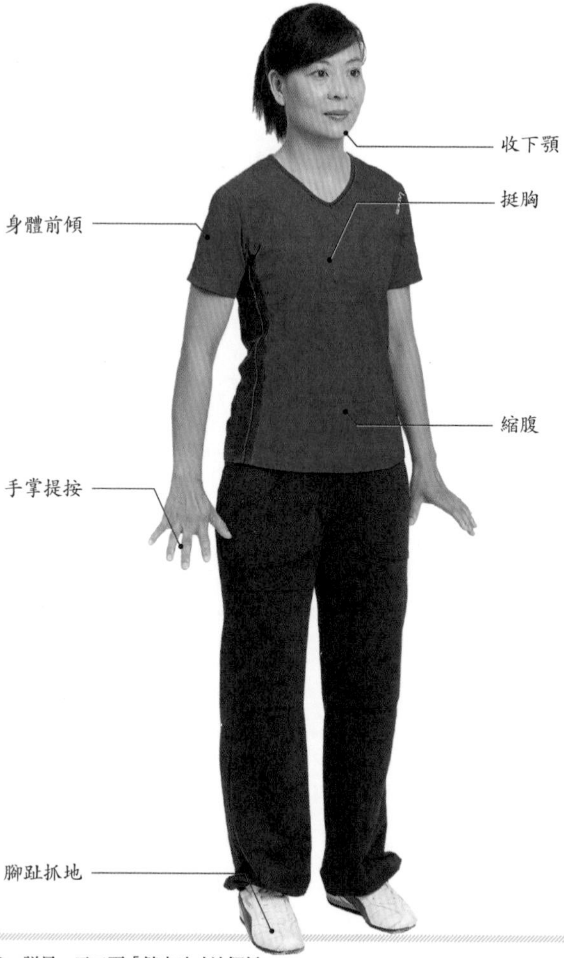

註❹：詳見一三二頁「健走功功法解析」。

2. 原地踏步

左右腳輪流抬起原地踏步，抬腿時的高度比走路高，接近九十度的位置。當抬右腳時，左手在前，右手在後；抬左腳時，右手在前，左手在後。

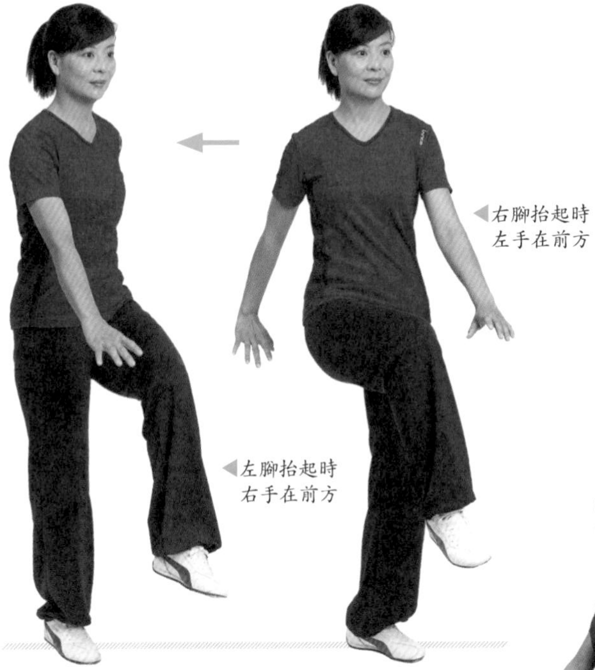
左腳抬起時
右手在前方
右腳抬起時
左手在前方

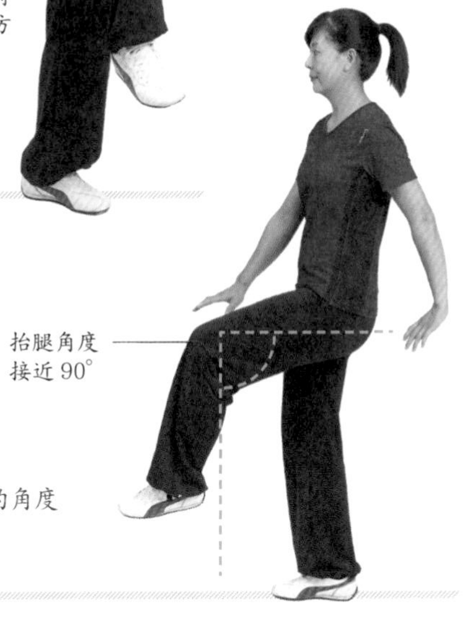

抬腿高度

原地踏步健走功只有抬腿的角度與健走功不同。

25

隨時隨地可以練習的健走樁

健走樁是健走功的延伸，只要有一方角落，站著也能練功，不浪費一絲一毫寶貴時間。

有人說：「人生最悲慘的事是一個貧窮的晚年。」所以每個人都在想盡辦法攢錢，希望儲備一些錢養老，如果有人認為「不必理財，自然富有」，那真是笑話一則。但是老來除了怕窮之外，還有一怕：「人生最悲慘的事是一個生病的晚年。」無論前半輩子如何風光，老年卻困在病榻上受盡折磨，這樣的人生仍是一個悲慘的結局，如果有人認為「不必養生，自然健康」，同樣是笑話一則。

生活中除了走路和睡覺，還有一個最常見的動作——站立，等公車、捷運時得站立，上了車沒位子坐也得站立，集會、聽講、聽演唱會有時也得站立，約會時也常「為誰風骨立中宵」，因此，站立也是生活中的必然動作。一般而言，站立時間等於無聊時間，如果能利用這段時間練功，不但不會覺得無聊，還是一項額外的收穫。

健走樁的要領

練習健走樁站立的時候，雙腳與健走功不同，必須打開與肩同寬，而其他的動作（如腳部、手部、身體及調心調息的方法）則完全不變，要領均與健走功一樣。健走樁身體是靜態的，這種站立的姿勢略似「站樁」，所以將它命名為「健走樁」，因為它是健走功的延伸功法。

健走樁不必曲膝下蹲，姿勢不致太怪異，即使在等公車時練習，也不會引人側目。平常我們站立時，身體的重量是落在腳跟，但是健走樁要求身體略微前傾，將身體的重量自然而然落在腳掌中心，這個動作即可產生與曲膝下蹲同樣導氣下行的效果；而且由於不必曲膝下蹲，練習健走樁不易感覺疲勞，反而可以增加站立的耐力。

站立不動時練習健走樁當然沒問題，而即使在公車、捷運上站立，雖然車身搖晃，也可以一手拉著吊環，只練腳趾抓地的動作。在家看電視時，長時間當姿勢不良的沙發馬鈴薯，常會造成筋骨痠痛，如果能夠一面站著練功，一面看電視，也可以讓時間發揮很大的邊際效用。

練習健走樁，基本上沒有時間限制，站多久因時因地制宜，例如等車的時間，或許只有幾分鐘，也可以加以利用。如果是專心練習，筆者建議至少站半個鐘頭以上，因為練功的能量是隨著時間呈等比級數增加，如果站的時間太短，身體尚未完全放鬆，能量也還未流通，效果比較有限。

◆動作正確，氣感迅速產生

大成拳創始人王薌齋說：「練習樁法時，形雖不動，而渾身之筋肉氣血與神經以及各種細胞，無不同時工作。」練習健走樁也是如此，如果姿勢正確，短時間內就會產生氣感。氣感是自然產生的，不必刻意強求。

練習健走樁，切記把挺出的肚子縮回來，否則脊椎歪曲，身體不通氣，容易腰痠背痛；呼吸也必須均勻細長，約比平常呼吸放慢一倍。同時，不要忘了腳趾抓地，身體略微前傾，練功姿勢越合乎要領，效果越佳。

在站樁時如果感到身體浮動、發麻、發熱，或者肌肉跳動、皮膚似有蟻爬，或有腸鳴、打嗝、放屁等現象，這是身體通氣所產生的正常效應，不必驚慌，只要靜觀其變，繼續練習即可。

一般的健走路程，半途遇有地形平坦、空氣清新的地方，如果能停下來練練健走樁，可讓健走運動富有變化。練習健走樁不需很大的空間，醫療團體將之做為每日體操，帶領患者練習也非常理想。

健走樁甚至可加進醫院的復健醫療。復健醫學中所謂「運動治療」，指的是增進肌肉強度、耐力、關節活動度，或是「本體感覺」。本體感覺是人對自己身體所在的感覺，可以影響神經系統的興奮狀態，增加本體感覺的輸入，有助於情緒的正常化。健走樁所產生的氣感，可以增進感覺與動作之間的連繫，有助於復健效果的提升。

1. 預備動作

首先放輕鬆站好，雙腳打開與肩同寬。健走樁與健走功不同處，就在雙腳打開站立這個部分。

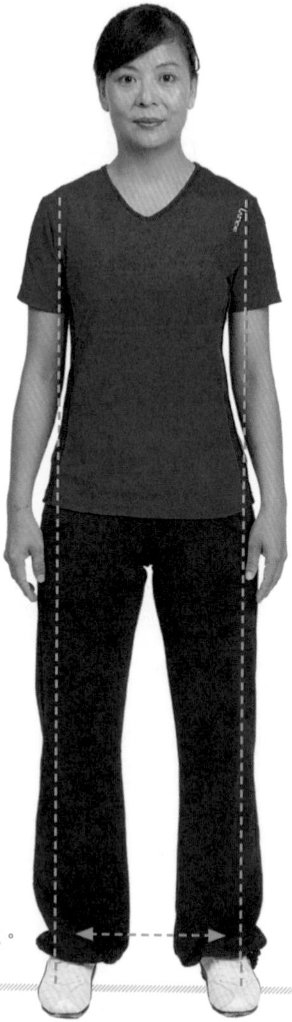

▶雙腳打開與肩同寬。

2. 健走樁重點

腳趾抓地，挺胸，收下顎，縮腹，身體前傾，手掌提按，調心調息，以上動作與健走功完全相同（註❺）。接著，開始站立不動，練習時間依照自己的需求調整，沒有一定的限制。

健走功與健走樁的異同

健走樁是靜態的健走功，除了因為健走樁需要久站，採取雙腳張開與肩同寬的姿勢外，其餘都相同；而健走功需要步行，所以雙腳平行向前，自然分開。

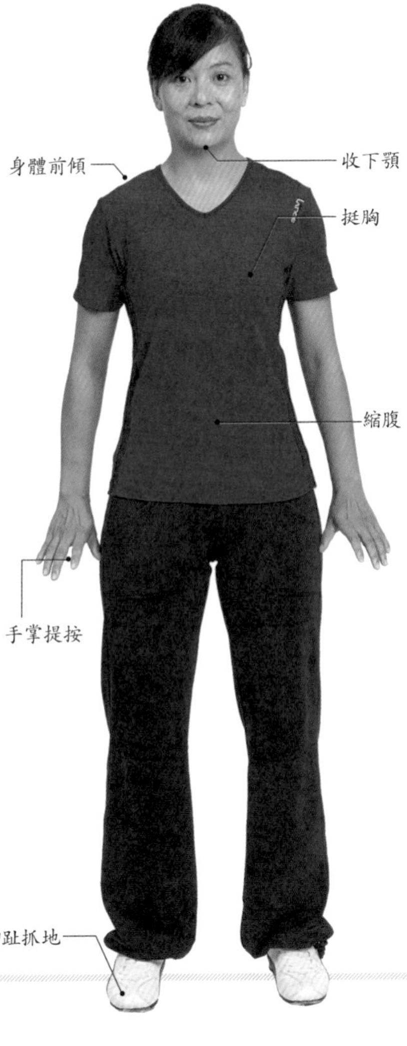

註❺：詳見一三二頁「健走功功法解析」。

26

上下坡的技巧運用

開車需要視路況換檔，走路也可視路況需要換檔。

在城市中推薦的健走行程，一般選擇公園或學校之類的場所，這些地方多半路面平坦好走。但是，如果是環山步道的路線，地形就會出現各種變化，有時候免不了爬坡與下坡。許多人對爬坡避之唯恐不及，因為爬坡較耗體力，走完一趟上坡路，總是上氣不接下氣，腿瘦腳軟，感到非常疲勞；而下坡雖然比較輕鬆，但又會擔心容易損傷膝蓋。

◆上坡要領

其實，爬坡不要只用肌肉的蠻力，如果懂得運用技巧，就能節省許多力氣，不覺上坡辛苦。一年多前，我曾擔任美國知名跑步教練丹尼・爵爾（Danny Dreyer）《氣功跑步（Chi Running）》一書的審訂工作，並為之寫序，該書提出「跑步換檔」的觀念，是一種非常實用的技巧。作者認為，身體就如同一部汽車，汽車爬坡必須換檔，同樣地，跑步爬坡時也需要換檔。我們將這個技巧用在健走功也相當理想。

走路爬坡換檔的技巧有兩個要領：一是調整身體前傾的幅度；一是調整步距的大小。比方

上下坡的技巧運用

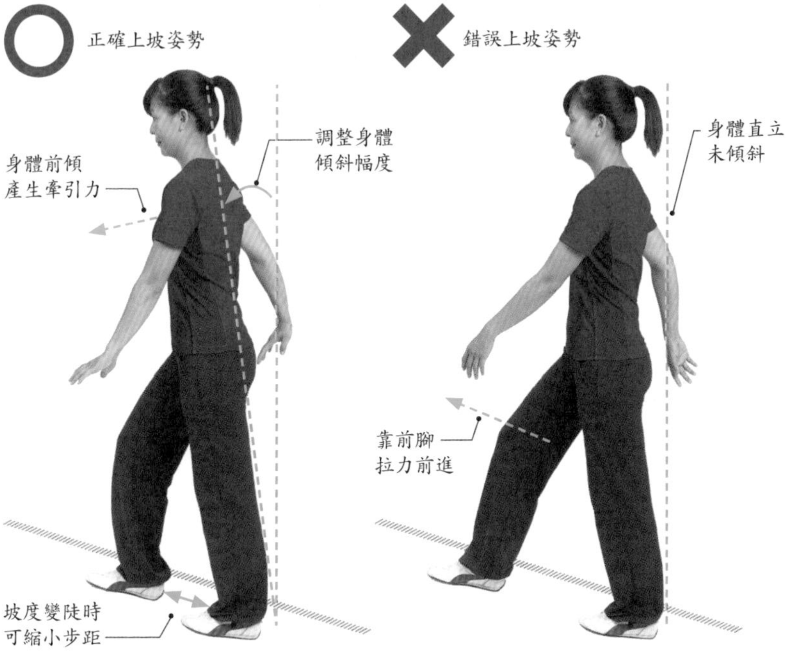

說，汽車的低速檔速度慢，但是扭力大；高速檔則速度快，扭力小，走路爬坡時模仿這個原理，爬較陡的坡時將身體前傾的幅度加大，同時縮小每一步跨出的步距；爬較緩的坡時則可將身體前傾的幅度減小，並將跨出的步距略微加大。

走路換檔的技巧，就是借用身體前傾時，重心向前移動的作用，增加前進的牽引力，減輕腿部的負擔，讓我們節省很多力氣。但是，上坡時如果

上下坡的技巧運用

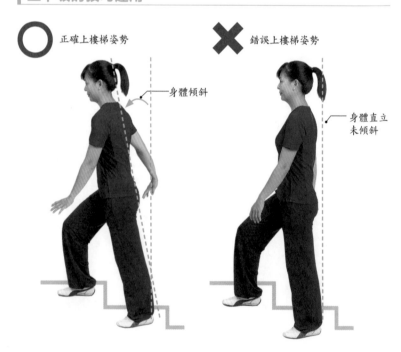

步距過大，腳趾抓地的動作會發生困難，因此步距應視坡度陡緩的程度調整，坡度越陡，步距越小。步距縮小，速度會變慢，此時如果過於心急，會讓人感覺上坡是一種痛苦的掙扎，極易感到疲勞，所以心情要放輕鬆，才能愉快的爬上坡頂。

如果爬坡時身體是直立的，那麼你必須不斷依靠前腳的拉力和後腳的推力才能將身體拉上坡道，由於腳部過度用力，容易造成肌肉緊繃而痠痛，而且膝關節會因承受太大的壓力而受傷。

爬樓梯也可使用換檔的技巧，如果你的住家或辦公場所有樓梯，你可以立刻去體驗上樓梯時換檔（身體前傾）與不換檔（身體直立）之間的差別，熟練換檔技巧，上樓梯便覺輕鬆愉快，將會不再視爬樓梯為苦差事。

◆下坡技巧

下坡的情況與上坡迥異，下坡時，由於重力加速度，使得膝蓋負重是體重的三至四倍，每個步伐踩在地面都會使膝蓋受到很大的衝擊，腳、膝和骨盆部位變成避震器。因此，下坡的要領在於「減低重力的衝擊」，所以有人採用倒著走的方式，藉以保護膝蓋。

關於下坡的技巧，丹尼・爵爾也提供了兩個要領：一是身體直立；一是腳踩地要從腳跟順向滾向腳趾。根據我親自到馬路上試跑，並運用在健走功的體驗結果，發覺身體直立有如「放空檔」，腳跟先著地

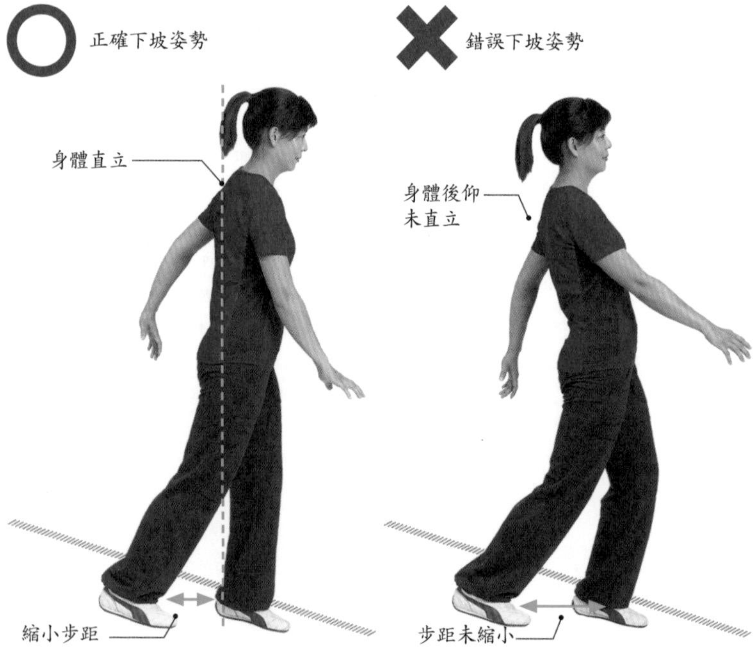

有如「踩煞車」。但下坡時必須縮小步距，因為步距小比較容易煞車，方便減緩身體下衝的力道。而且，下坡時肩膀不可向後仰，身體後仰會增加背部彎曲的程度，使得薦骨和腰椎承受較大的壓力，極易造成腰痠背痛的症狀。

練習健走功，以選擇平坦的道路為宜。如果遇到爬坡或爬樓梯的狀況，就要使用換檔技巧，不但較為省力，而且可以避免受傷。

下坡時腳掌與地面接觸的正確方式

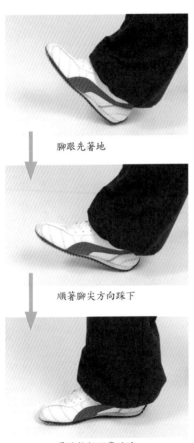

腳跟先著地

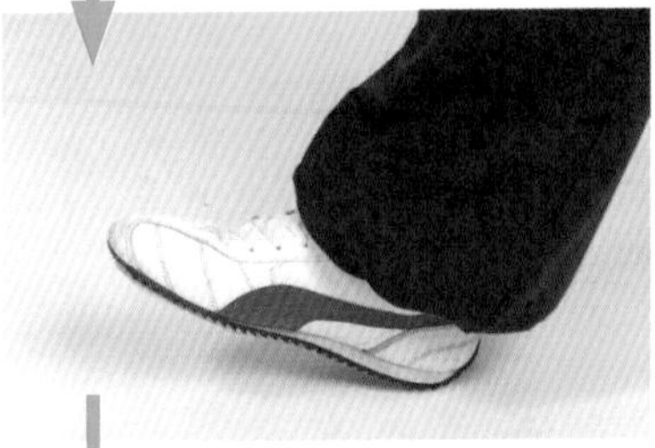

順著腳尖方向踩下

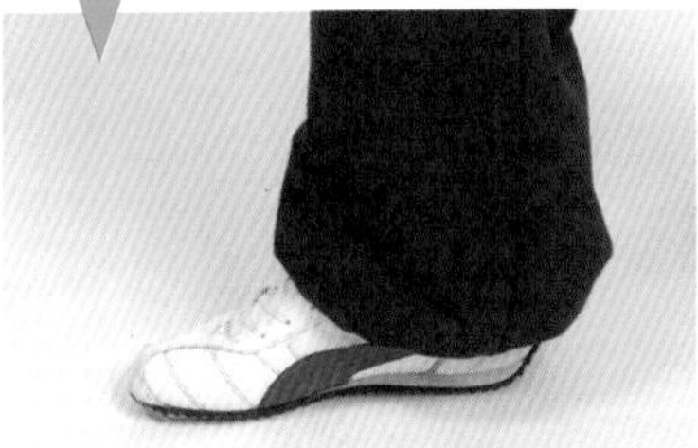

最後整個腳掌貼地

獲湛老師同意開班授課

二十多年前接觸到氣功領域，深感浩瀚無垠，遂開啟尋師訪道學習之旅。多年後有緣跟隨湛若水老師練功，並得到授權在我創辦的學苑開課教功，健走功也是課程之一。後來湛老師出版《健身氣功》，我有幸參與校稿並擔任功法示範，健走功和健走樁又被收錄在該書功法第十式，可見湛老師對健走功之重視。

見證健走功活化腿部功效

「樹枯根先竭，人老腳先衰」，年長者常因為腳部退化、平衡感下降、活動力變差，身體就快速老化。經過這些年教功和觀察，健走功對高齡學員的腿部活化確實有明顯的效果。

練功要循序漸進，融入日常生活

剛開始練習時，由於動作和呼吸協調不順暢，吸吐轉換需先從四步開始，穩定後才提升到六步，一段時間再提升至八步，這過程不可操之過急。我自己深知練功需融入生活才得以持續，故每天從住家步行到學苑，刻意行走巷弄，避開馬路車流廢氣，使用後背包以騰出雙手按掌接地，行進時靜心調息，感受足掌接地的氣勁流動。長年練習下來，雙腿輕而不浮，沉而不重，練拳竄蹦跳躍更加靈活。同時氣息平穩安定，現在教拳帶練時，一面示範動作，一面喊口令再加講解，也不易喘氣。

健走樁可收排濁納清之效

健走功讓循環代謝變好，身體變健康了！

行住坐臥，隨處都可以練功養生

「入門先站三年樁」，練拳者都會練站樁。我原本練的樁法偏武術樁，低架坐胯練肌力，貫串抱缸養掤勁。而健走樁架子高，身體放鬆，氣感強烈，雙掌下按接地，湧泉與勞宮同步吞吐開合，逐漸打通氣脈，足底排氣，頭頂進氣，可收排濁納清之效。現在我把這兩種樁法交替練習，做為互補。

另舉一個例子，二〇一七年有位日本的余姓醫師透過網路向我詢問如何練功，我請她先閱讀湛老師的書，再來台灣討論交流。後來見面時，她很高興地表示，她因體質問題雙腿常出現莫名淤青，勤練數月健走功後已大幅改善，也比較不會疲倦，她認為是因為身體循環代謝變好了。

現代人相當忙碌，但是走路和站立都是我們日常會做的事，如果能利用這些時間練功，積沙成塔，長期下來對身體的幫助不容小覷。

陳光敏／58歲

風清雲學苑創辦人／氣功、太極拳、經絡養生課程老師

結語

有恆勤練才能健康一輩子

一生走路，一生勤練健走功，
將它視為你一輩子的養生之道，
並且與親朋好友分享，一起走向健康之道。

千金難買早知道，但是已經知道自己老了，雙腳必定會虛弱無力，而不及早思考對策，那就是痲木不仁。

年紀大雙腳不靈，行動不自由，只好大部分的時間都待在家裡，在這種情況下如何快樂得起來？

有些人存著消極想法，認為行走不便是老年人的宿命，健康敗壞也是不得不接受的事實。其實只要拿出決心毅力，這些情況都是可以預防及改善的。練習健走功不需裝備，時時可練，處處可練，不但練身體，也練元氣，是最簡單、最有效的養生之道。

持續練習，不可間斷

我們每天早晨一覺醒來，覺得精力充沛，但是忙了一天之後，到了晚上便感到精疲力盡，因為一個晚上睡覺所補充的精力，只夠一天的體能消耗。有些人在健身房裡練習一個小時，覺得渾身是勁，但是忙了一陣子之後又沒勁了。這些現象說明了一個道理：精力是會消耗的，而且必須經常補充。

健走功也一樣，幾天不練，雙腳的力氣可能又會逐漸減弱，並非練到雙腳有力就可以一勞永逸，而是必須每天練習。練功的原理是：保持能量不中斷，就會持續進步；但是，一天不練，可能要兩三天才補得回來。

健走功容易產生氣感，經常練習，能夠讓人心平氣和，安詳喜悅，對修心養性也很有幫助。心情鬱悶時，練練健走功，能夠牽引腦部增加多巴胺及血清素的分泌，讓心情開朗。現在有許多人處於亞健康狀態，到醫院檢查沒病，但老是覺得身體不舒服，如果想要改善健康的品質，根本的辦法就是增強身體的能量。

我們常被醫生叮嚀：保健的方法不外「快樂的心情，適當的運動，正確的飲食」。所以，一個人最好學會一項一輩子都樂此不疲的運動，平時要注重營養的均衡，生活起居注意保養，還要培養興趣陶冶性情，才能保持身心健康。

人人練功，人人為自己的健康盡心盡力，加強自身的免疫力與自癒力，就可以減少對於醫療的依賴；而且，快樂的生活是以健康的身體為基礎，失去了健康，就等於失去了一切。

◆呼朋引伴，一起為健康而走

根據調查，在許多先進國家中，人民身體活動不足的比率都很高。其中，台灣約有一半以上的人平常不運動，這些人未來都比較容易生病，是個值得重視的課題。

而在日本，為了因應社會老化現象，政府全力推行「防止老年人被照顧」計畫，以降低社會醫療成本、提高老年生活品質與尊嚴。但是，如果一個老人無法走路，即被列入「被照顧的人口」，因為當老人無法走路，就會引發一連串的健康問題，隨之而來的就是龐大的醫療、看護支出。

反觀台灣，高齡化社會也即將來臨，我們總不希望自己將來變成社會的負擔吧？況且，現代社會少子化，如果我們老了不能走路，子女也許正在為生活打拚，還必須分心照顧我們，勢必為子女帶來很大的困擾。

推展健走功，我們的口號是：**氣功健走，健康靈活**。健走功將賦予健走運動一個新的面貌，並使健走養生的內涵更加豐富。健走功好處多多，而且方便易學，既然走路就可以練功，何不呼朋引伴，大家一起來為健康而走？

國家圖書館出版品預行編目資料

健走功：適合現代人的氣功健走，每天30分鐘，走
出好健康 / 湛若水著. -- 初版. -- 臺北市：商周
出版：家庭傳媒城邦分公司發行, 2013. 08
　面；　公分. -- (商周養生館；40)
ISBN 978-986-272-415-6(平裝)

1.氣功 2.養生

413.94　　　　　　　　　102012675

商周養生館 40X

健走功【改版】：適合現代人的氣功健走，每天30分鐘，走出好健康

作　　　者／湛若水
企 劃 選 書／黃靖卉
編 輯 協 力／葛晶瑩

版　　　權／吳亭儀、江欣瑜
行 銷 業 務／周佑潔、賴玉嵐、林詩富、吳藝佳、吳淑華
總 編 輯／黃靖卉
總 經 理／彭之琬
第一事業群總經理／黃淑貞
發 行 人／何飛鵬
法 律 顧 問／元禾法律事務所王子文律師
出　　　版／商周出版
　　　　　　台北市115南港區昆陽街16號4樓
　　　　　　電話：(02) 25007008　傳真：(02)25007759
　　　　　　E-mail：bwp.service@cite.com.tw
發　　　行／英屬蓋曼群島商家庭傳媒股份有限公司城邦分公司
　　　　　　台北市115南港區昆陽街16號8樓
　　　　　　書虫客服服務專線：02-25007718；25007719
　　　　　　服務時間：週一至週五上午09:30-12:00；下午13:30-17:00
　　　　　　24小時傳真專線：02-25001990；25001991
　　　　　　劃撥帳號：19863813；戶名：書虫股份有限公司
　　　　　　讀者服務信箱：service@readingclub.com.tw
　　　　　　城邦讀書花園 www.cite.com.tw
香港發行所／城邦（香港）出版集團
　　　　　　香港九龍土瓜灣土瓜灣道86號順聯工業大廈6樓A室_ E-mail：hkcite@biznetvigator.com
　　　　　　電話：(852) 25086231　傳真：(852) 25789337
馬新發行所／城邦（馬新）出版集團【Cite (M) Sdn Bhd】
　　　　　　41, Jalan Radin Anum, Bandar Baru Sri Petaling, 57000 Kuala Lumpur, Malaysia.
　　　　　　電話：(603) 90578822　傳真：(603) 90576622

封 面 設 計／林曉涵
版 面 構 成／林曉涵
攝　　　影／鍾君賢
內 頁 插 畫／黃建中
印　　　刷／前進彩藝有限公司
經 銷 商／聯合發行股份有限公司 電話：(02) 29178022　傳真：(02) 29110053

■2013年8月27日初版　　　　　　　　　　Printed in Taiwan
■2024年8月26日二版1.6刷
定價320元

城邦讀書花園